北京儿童医院
BEIJING CHILDREN'S HOSPITAL

福棠儿童医学发展研究中心
FUTANG RESEARCH CENTER
OF PEDIATRIC DEVELOPMENT

# 儿童健康好帮手

## 儿童泌尿系统疾病分册

总主编　倪　鑫　沈　颖

主　编　黄松明　邵晓姗

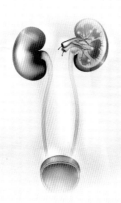

U0287954

人民卫生出版社

**图书在版编目（CIP）数据**

儿童健康好帮手 . 儿童泌尿系统疾病分册 / 黄松明，邵晓姗主编 . —北京：人民卫生出版社，2020

ISBN 978-7-117-29430-0

Ⅰ.①儿…　Ⅱ.①黄…②邵…　Ⅲ.①儿童 – 保健 – 问题解答②小儿疾病 – 泌尿系统疾病 – 诊疗 – 问题解答

Ⅳ.①R179-44②R726.9-44

中国版本图书馆 CIP 数据核字（2019）第 281798 号

| 人卫智网 | www.ipmph.com | 医学教育、学术、考试、健康，购书智慧智能综合服务平台 |
| 人卫官网 | www.pmph.com | 人卫官方资讯发布平台 |

儿童健康好帮手——儿童泌尿系统疾病分册

主　　编：黄松明　邵晓姗
出版发行：人民卫生出版社（中继线 010-59780011）
地　　址：北京市朝阳区潘家园南里 19 号
邮　　编：100021
E - mail：pmph @ pmph.com
购书热线：010-59787592　010-59787584　010-65264830
印　　刷：北京顶佳世纪印刷有限公司
经　　销：新华书店
开　　本：787×1092　1/32　印张：4.5
字　　数：70 千字
版　　次：2020 年 3 月第 1 版　2020 年 3 月第 1 版第 1 次印刷
标准书号：ISBN 978-7-117-29430-0
定　　价：29.00 元
打击盗版举报电话：010-59787491　E-mail：WQ @ pmph.com
质量问题联系电话：010-59787234　E-mail：zhiliang @ pmph.com

# 编者

（以姓氏笔画为序）

包　瑛　西安儿童医院

刘小荣　首都医科大学附属北京儿童医院

刘小梅　首都医科大学附属北京儿童医院

李宇红　贵阳市儿童医院

邱　杰　贵阳市儿童医院

应　蓓　贵阳市儿童医院

邵晓珊　贵阳市儿童医院

郑莎莎　贵阳市儿童医院

徐海霞　贵阳市儿童医院

黄松明　南京医科大学附属儿童医院

董　扬　安徽省儿童医院

蒋新辉　贵阳市儿童医院

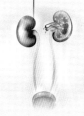

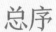

# 总序

  2016 年 5 月，国家卫生和计划生育委员会（现称为国家卫生健康委员会）等六部委联合印发《关于加强儿童医疗卫生服务改革与发展的意见》的文件，其中指出：儿童健康事关家庭幸福和民族未来。加强儿童医疗卫生服务改革与发展，是健康中国建设和卫生事业发展的重要内容，对于保障和改善民生、提高全民健康素质具有重要意义。文件中对促进儿童预防保健提出了明确要求，开展健康知识和疾病预防知识宣传，提高家庭儿童保健意识是其中一项重要举措。

  为进一步做好儿童健康知识普及与宣教工作，由国家儿童医学中心依托单位——首都医科大学附属北京儿童医院牵头，联合福棠儿童医学发展研究中心 20 家医院知名专家，共同编写了"儿童健康好帮手"系列丛书。本套丛书共计 22 分册，涵盖了儿科 22 个亚专业中的常见疾病。

本套丛书从儿童常见疾病及家庭常见儿童健康问题入手,以在家庭保健、门诊就医、住院治疗等过程中家长最关切的问题为重点,以图文并茂的形式,从百姓的视角,用通俗易懂的语言进行编写,集科学性、实用性、通俗性于一体。

本套丛书可作为家庭日常学习使用,也可用于家长在儿童患病时了解更多疾病和就医的相关知识。本套丛书既是家庭育儿的好帮手,也是临床医生进行健康宣教的好帮手。希望本套丛书能够在满足儿童健康成长,提升家庭身体素质、和谐医患关系等方面发挥更大的作用!

总主编
2020 年 2 月

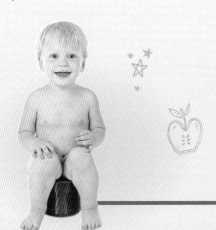

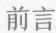

# 前言

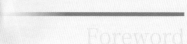

Foreword

　　慢性肾脏病(chronic kidney disease,CKD)是影响人类健康的慢性进展性疾病,我国现有200余万肾脏病患儿,肾脏疾病已经成为严重威胁儿童健康的疾病之一。

　　在临床实践中,我们深感普及儿童肾脏健康知识的重要性与紧迫性,让肾脏病患儿和家长了解儿童肾脏疾病的基本概念和健康知识,有利于对儿童时期肾脏疾病早预防、早发现、早诊断、早治疗,可以帮助患儿树立信心、以积极的心态对待疾病,从而实现肾脏病的自我管理,提高肾脏病患儿的生活质量及预后。

　　在国家儿童医学中心(北京儿童医院)及福棠儿童医学发展研究中心肾脏病专业委员会的领导下,我们组织编写了《儿童健康好帮手——儿童泌尿系统疾病分册》,内容主要包括家庭健康教育指导、门诊健康教育指导、住院健康教育指导三个部分,从儿童泌尿系统疾病相关的常见问题入手,普及如何保护儿童肾脏健康、如何早期识别肾脏疾病,以及肾脏患儿及家长如何实现疾病自我管理等知识。

希望本书能科普儿童肾脏健康知识,并成为肾脏病患儿及家长的良师益友,让更多的人能关注儿童的肾脏健康,为儿童的健康成长保驾护航!

因编者水平有限,编著过程中难免存在不足和缺憾,如有不妥之处,敬请读者朋友提出宝贵意见和建议,让我们共同进步。

黄松明　邵晓珊

2020 年 2 月

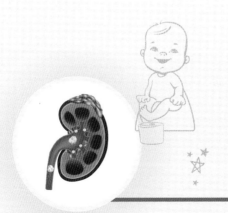

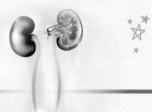

# 目录

Contents

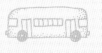

## 29 **PART 2**

门诊健康教育指导

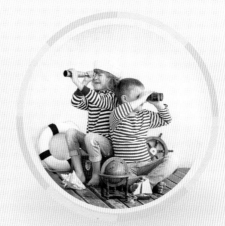

## 83　**PART 3**

### 住院健康教育指导

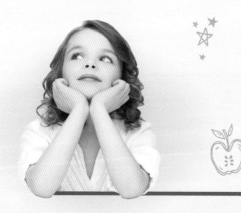

# PART 1

## 家庭健康教育指导

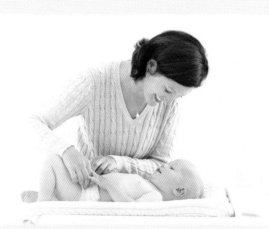

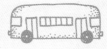

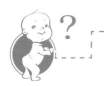

# 泌尿系统
## 是由哪些器官组成的?

　　泌尿系统是由肾脏、输尿管、膀胱、尿道组成,具有排泄、调节水和电解质、维持内环境稳定及内分泌功能。

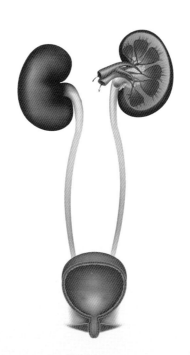

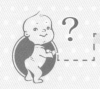

## 肾脏都有哪些功能?

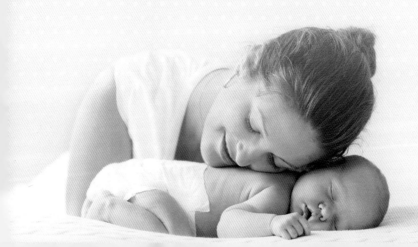

　　肾脏是人体重要器官之一,主要起着调节人体水盐代谢的平衡和排泄机体代谢产物的作用。肾脏的功能包括:①调节水和电解质平衡,维持内环境的稳定;②体内代谢产物、药物及毒物的排泄,如排泄尿素、肌酐等;③内分泌功能,如分泌肾素、前列腺素、促红细胞生成素等。

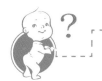

## 尿液是怎样形成的?

　　肾脏的肾小球、肾小管、集合系统主要参与尿液的形成。肾小球与肾小管形成尿液的功能就像一个筛子,人体血液流过时,将对人体有用的物质留在体内,而将代谢的产物以尿液的形式排出体外。尿液的形成包括:①肾小球的滤过功能:血液流经肾小球时,除了血细胞、蛋白质等大分子物质外,血浆中的部分水、电解质和有机物质可以通过肾小球滤过膜形成原尿。②肾小管的重吸收、浓缩、稀释和排泄、分泌功能:将经肾小球滤过的原尿中对机体有益的物质保留,而将代谢产物排泄、分泌出去,形成尿液。

　　肾脏形成的尿液储存在膀胱,通过尿道排出,正常成人每天尿量 1~2L。

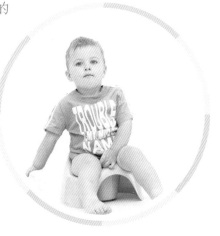

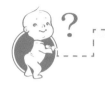

# 如何保护儿童的肾脏?

儿童肾脏功能尚不成熟,年龄越小,肾脏对于体液的调节功能越差。如果摄入过多的水可导致水肿和低钠血症;另外,由于儿童肾脏排钠、排酸、泌氨能力较差,容易发生高钠血症及酸中毒。因此,适当摄入水、清淡饮食可减少肾脏负担,保护儿童肾脏。

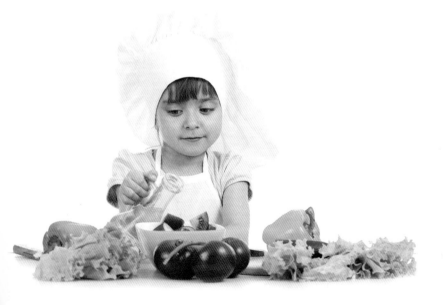

# 哪些症状提示可能有肾脏病？

🌼 水肿：晨起出现眼睑水肿，甚至出现下肢水肿。

🌼 突然尿量减少。

🌼 尿中泡沫增多、静置后不易消失。

🌼 尿的颜色异常（洗肉水样或浓茶色）。

🌼 夜间尿量增多。

🌼 腰部胀痛。

如出现以上症状需警惕肾脏疾患，应及时就诊以进行相关的检查。

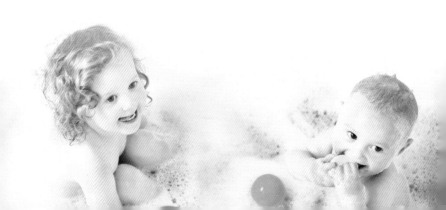

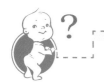

## 正常儿童每天的尿量为多少?

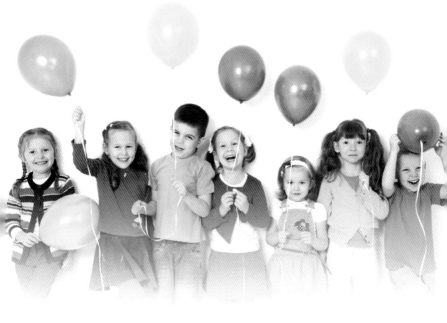

儿童尿量个体差异很大,一般出生后 2 天内每小时尿量为 1~3ml/kg,3~10 天为 100~300ml/d。一般而言,小婴儿每天尿量为 400~500ml,1~3 岁幼儿为 500~600ml,4~7 岁儿童为 600~800ml,8~14 岁儿童为 800~1 400ml。

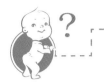

## 如何给儿童测量血压?

一般采用汞柱血压计或电子血压计,不同年龄儿童应选择不同宽度的袖带,合适的袖带宽度应为上臂长度的1/2~2/3,过宽会使血压偏低,过窄则使血压偏高。

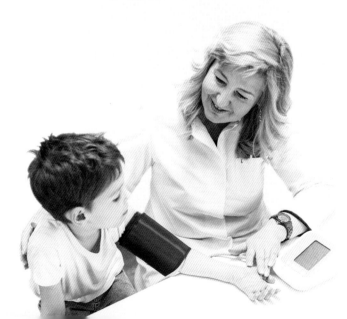

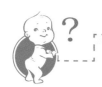

## 正常儿童的血压应该是多少？

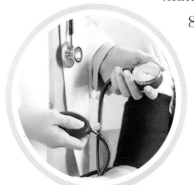

儿童年龄越小血压越低，儿童时期正常收缩血压（mmHg）=［年龄(岁)×2］+80，舒张压为收缩压的2/3。学龄前期(3~7岁)儿童血压应<120/80mmHg，学龄期(7~13岁)儿童应<130/90mmHg。

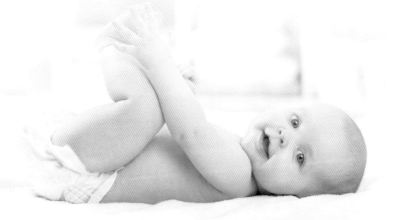

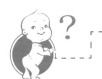

## 儿童多大才能自主控制排尿？

3 岁儿童才能建立脑干 - 大脑皮层控制机制,从而控制排尿,因此,儿童一般要在 3 岁以后才能自主控制排尿。

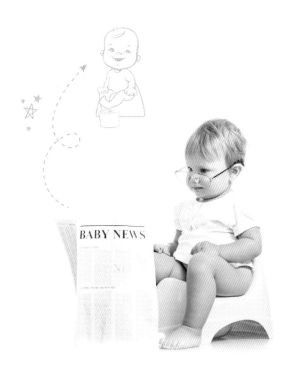

## 怎样训练儿童的排尿功能？

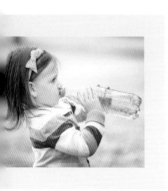

鼓励儿童白天多饮水,并尽量延长两次排尿的间隔时间,促使尿量增多,训练小儿适当地憋尿,提高膀胱控制力。当小儿撒尿时,鼓励其时断时续,然后再把尿撒尽,提高膀胱括约肌的控制能力。

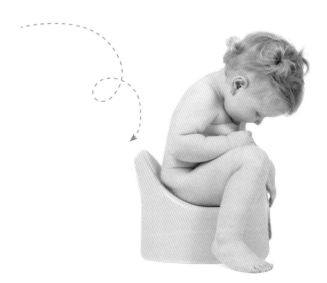

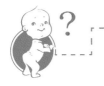

# 儿童尿床正常吗?

不一定。3 岁以前尿床,大多数是正常的,随年龄增长,或结合训练,会逐渐好转、消失,3~5 岁膀胱控制才趋于完善。如果 5 岁以后,仍有每周 1 次睡眠中尿床,

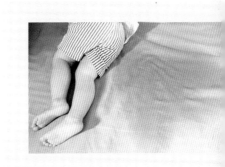

就不正常了。遗尿症是指在 5 岁以后每周至少有 1 次遗尿,遗尿多发生于夜间,称为小儿夜间遗尿症。如果 5 岁以上儿童仍有尿床,需至医院就诊,在医师指导下根据病因做进一步治疗。

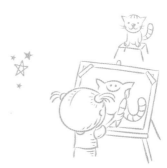

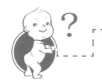

## 尿中泡沫多是肾病吗？

　　不一定。出现蛋白尿时，尿中泡沫会增多，故尿中泡沫增多需警惕蛋白尿，必要时进行尿液的检查。但尿中泡沫增多，并不一定为蛋白尿。尿液泡沫的形成，主要与液体的表面张力有关。除因疾病导致尿蛋白增多而出现泡沫外，其他情形也可引起尿液表面张力增加，从而产生的泡沫，例如尿液浓缩、糖尿病所致的尿糖增高、大量食入碳水化合物或静脉注射大量葡萄糖使尿糖一过性升高等也可产生泡沫尿。如一时难以鉴别，应去医院就诊。

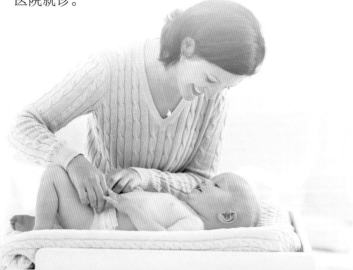

## 儿童出现水肿时，应该注意什么？

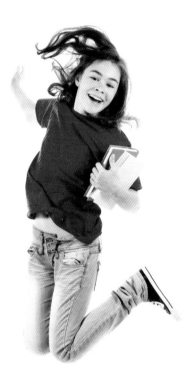

注意水肿的部位，观察是全身性水肿还是局部水肿，进一步检查引起水肿的病因。

**全身性水肿**

🌼 肾性水肿疾病：如急性肾小球肾炎、肾病综合征、肾盂肾炎等。

🌼 心源性水肿疾病：如充血性心力衰竭、缩窄性心包炎等。

🌼 肝性水肿疾病：如重型肝炎、慢性肝炎、肝硬化等。

🌼 营养不良性水肿。

🌼 水、钠紊乱所致水肿：如低钠血症、高钠血症等。

🌼 内分泌紊乱所致水肿：如皮质醇增多症、原发性醛固酮增多症、甲状腺功能减退症等。

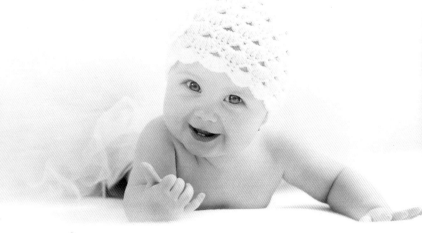

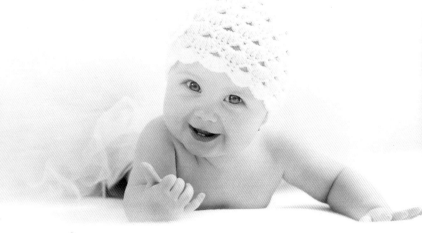 结缔组织病所致水肿:如川崎病、过敏性紫癜等。

**局部水肿**

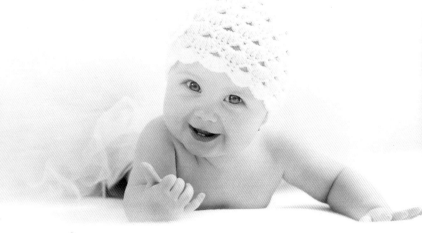 炎性水肿:如丹毒、蜂窝组织炎、烧伤、冻伤等。

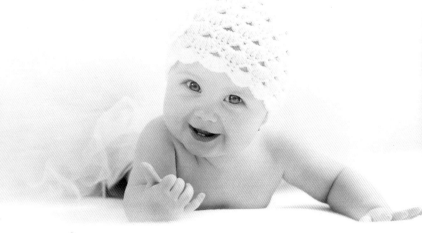 局部损伤性水肿。

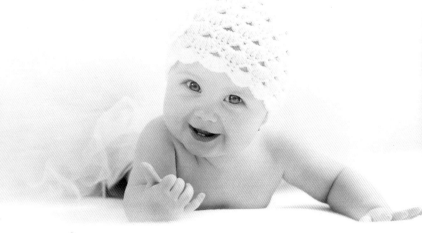 血管神经性水肿。

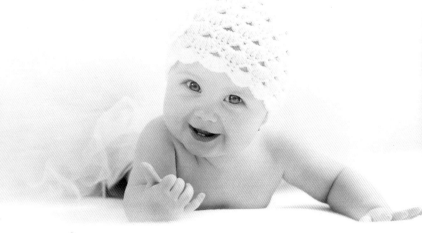 静脉阻塞性水肿。

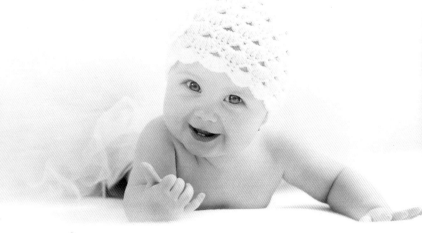 淋巴性水肿。

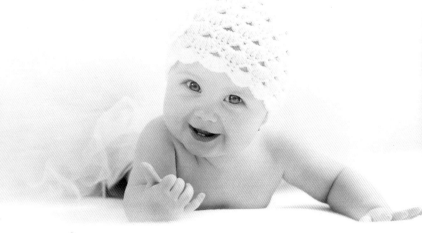 神经营养障碍所致的水肿。

儿童因疾病引起水肿,除在医师指导下合理用药以外,要注意休息、体位,注意观察儿童的尿量和体重的变化,对全身性水肿,要控制水、食盐的摄入;饮食既要清淡,又要保证营养。

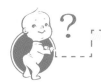

# 肾脏问题能在
# 母亲孕期检查发现吗？

可以。通过产前 B 超能了解肾脏发育情况，如肾脏大小、回声改变、有无肾囊性变、孤立肾、肾积水等。但产前检查并不能发现所有的肾脏问题。

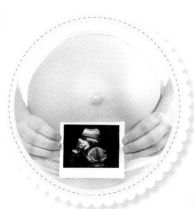

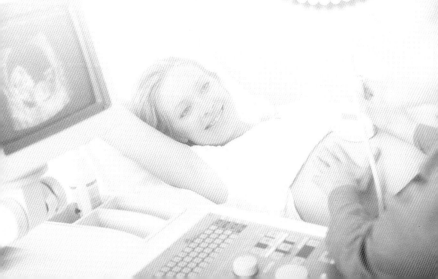

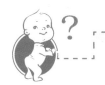

# 宝宝尿色浑浊有问题吗？

正常人的尿，外观应该清亮、透明、微黄。尿色浑浊分两类：一类为疾病所致的血尿、脓尿、蛋白尿、乳糜尿等；另一类并非疾病所致，如食物、药物、尿液浓缩等使尿色加深，天气寒冷时尿液中的盐形成结晶可使尿液呈米汤样。正常新生儿出生后最初几天内尿色深、稍浑浊，遇冷可有浅红、红褐或黄红色沉淀，此为尿酸盐结晶，数天后尿色转淡，属正常情况。

如饮水少，食用火龙果、胡萝卜、蓝莓等食物，或服用呋喃妥因、大黄、复合维生素 B 等药物均可使尿色加深。如有疑问，可就诊，行尿常规检查等明确原因并进行相应分类处理。

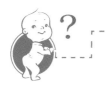

# 肾脏病患儿的
## 日常饮食需注意哪些?

伴水肿、高血压者应低盐甚至短期内忌盐饮食。高度水肿和少尿者应适当限水。血中尿素氮、肌酐水平增高时,应控制蛋白摄入,主张每天供蛋白1.5~2.0g/kg,以蛋、乳、鱼、瘦肉等优质蛋白为宜。

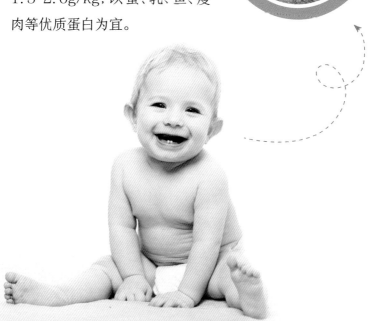

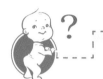

# 肾病综合征
## 患儿的饮食需注意什么？

肾病综合征患儿的饮食需注意忌高脂肪、高糖、高蛋白饮食，有水肿和高血压的患儿应低盐饮食，每天钠盐的摄入量不超过 2mg/kg。除非高度水肿或有明显高血压，一般无需忌盐饮食。不建议食用食盐替代品。

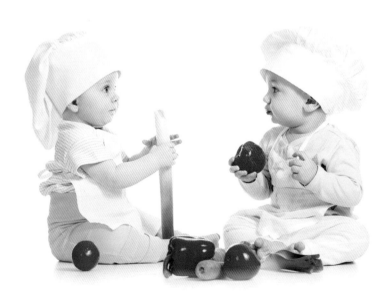

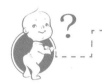

## 哪些肾脏病患儿
## 需要限制蛋白摄入?

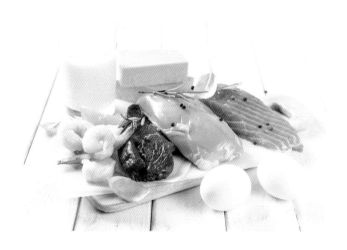

　　高蛋白饮食的摄入无助于提高血浆蛋白水平,还会因代谢产物从肾脏排出而加重肾脏负担。因此,肾功能受损的患儿应在医师指导下控制蛋白质的摄入,蛋白供给应尽量选用肉、蛋、奶等优质蛋白。

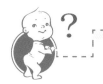

# 肾脏病患儿
# 为什么要选择优质蛋白饮食?

人体摄入蛋白质后,未被人体吸收利用的蛋白质分解代谢后的部分产物经肾脏排出体外,肾脏疾病患儿特别是肾功能异常的儿童,过量蛋白的摄入无助于提高血浆蛋白水平,相反会增加肾脏负担、加重代谢产物如尿素氮在体内的蓄积,过高蛋白饮食还可能加速肾小球硬化。因此,此时宜进食能被人体充分吸收利用的优质蛋白,如蛋、乳、鱼、瘦肉等,且适当限制蛋白总量,每天1.5~2.0g/kg 为宜。

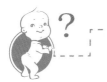

# 为什么肾脏病患儿
# 要低盐饮食?

部分肾脏疾病其肾小球排水、排钠的能力下降,在体内引起水、钠的潴留而出现水肿、高血压的症状,肾病患儿需要控制钠盐的摄入,以免加重水肿、高血压的症状。

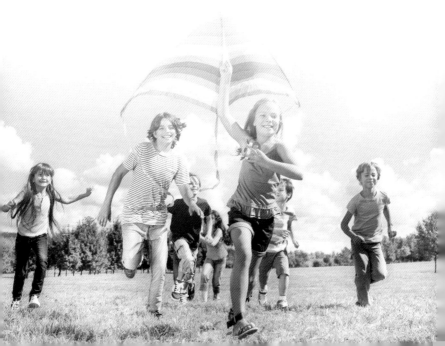

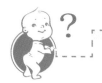

## 哪些药物
## 可能引起儿童肾脏损害?

可能引起肾损害的药物很多,儿童用药应在医师的指导下进行。理论上讲,药物原型或其代谢产物通过肾脏排泄均可能对肾脏造成损害。有些药物有直接的肾毒性作用如庆大霉素、丁胺卡那霉素等氨基糖苷类抗生素,含马兜铃酸成分的中药如关木通;第一代头孢菌素、半合成青霉素、解热镇痛药等也可能引起间质性肾炎而引起肾损害。

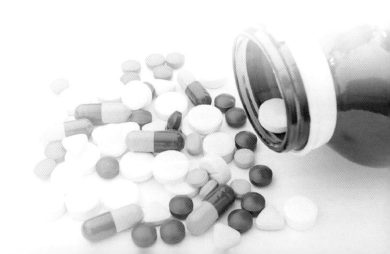

**抗感染药物**

🌼 磺胺类:磺胺甲噁唑、磺胺嘧啶。

🌼 青霉素类:甲氧苯青霉素、氨基苄青霉素。

🌼 氨基糖苷类:庆大霉素、丁胺卡那霉素、链霉素、妥布霉素。

🌼 头孢菌素类:头孢噻啶、头孢噻吩、头孢拉定。

🌼 四环素类:四环素、金霉素。

🌼 其他:多黏菌素 B、利福平、乙胺丁醇、两性霉素。

**免疫抑制剂**:环孢素 A、环磷酰胺等。

**非甾体类抗炎药**:吲哚美辛、萘普生、布洛芬、舒林酸等。

**抗肿瘤药物**:顺铂、甲氨蝶呤、阿霉素等。

**利尿剂**:呋塞米、氢氯噻嗪、依他尼酸等。

**精神科用药**:苯妥英钠、卡马西平、地西泮等。

**制酸剂**:西咪替丁、雷尼替丁、奥美拉唑等。

**中草药**:关木通、马兜铃酸等。

**其他**:D- 青霉胺、氢氧化铝、华法林等。

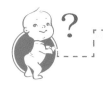

## 肾脏病患儿应如何避免感染？

❀ 加强体育锻炼,增强体质,提高机体免疫力和抗病能力。

❀ 注意个人卫生和居住环境,避免病从口入。

❀ 季节变换或气候变化时,注意及时增减衣服,防止着凉与感冒。

❀ 患儿尽量避免去人员密集、空气流通不畅的公共场所;出门要戴口罩;家中或邻居家中有感染患儿时,注意患儿的隔离,防止交叉感染。

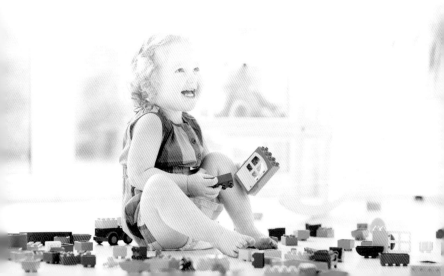

# 肾脏病患儿能参加运动吗?

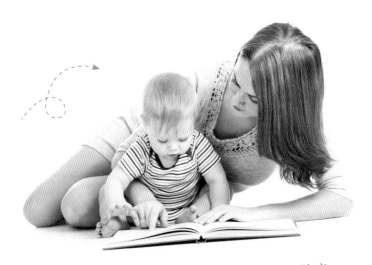

除高度水肿、并发感染或其他严重合并症者外一般不需卧床,病情控制后活动量逐渐增加,病情缓解后可逐渐恢复正常起居,3~6个月内避免过度劳累。

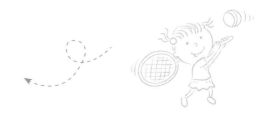

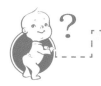

# 肾脏病患儿感冒了，
## 该怎样用药？

肾脏病患儿如果感冒，应及时至专科医院就诊，按上呼吸道感染积极治疗，适当饮水，可使用抗病毒药物对症治疗，根据炎性指标选用抗生素，避免肾毒性药物，治疗期间检测尿常规、尿蛋白定量，必要时调整激素用量。

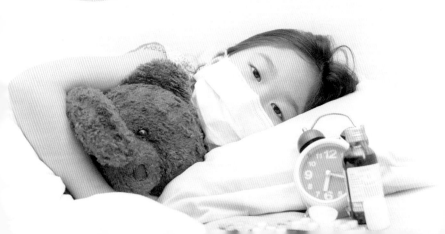

PART 2

# 门诊健康教育指导

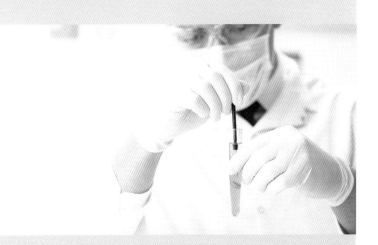

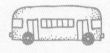

# 儿童出现什么情况
# 需要看肾脏专科门诊?

当儿童出现以下情况时要警惕肾脏疾病,需到肾脏专科门诊就诊:

✿　无诱因出现早晨起床眼睑水肿,甚至逐渐发展至全身水肿。

✿　尿量明显减少、尿中泡沫增多、尿颜色改变(洗肉水样或浓茶色)、夜间尿量增多或出现尿急、尿频、尿痛等尿路刺激症状等。

✿　家族中有肾脏疾病史,儿童无明显诱因出现乏力、面色苍白、生长发育落后等。

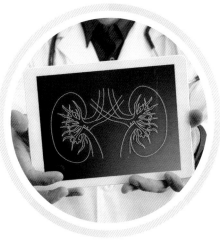

✿　体检时,尿常规检查发现尿蛋白、红细胞明显增高等。

## 尿常规化验单上主要项目有哪些?

尿常规化验单上的主要项目有:

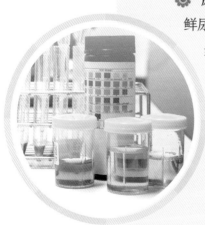

🌼 **尿色:**正常尿液淡黄透明,在寒冷季节盐类结晶析出会出现尿色混浊的现象。

🌼 **尿细胞和管型:**正常新鲜尿液离心后尿沉渣镜检,红细胞<3个/HP,白细胞<5个/HP,偶可见透明管型。

🌼 **尿蛋白:**正常小儿尿中含有微量蛋白,定性为阴性。

# 哪些检查
## 能帮助判断肾功能情况?

　　肾功能的检查可分为肾小球、肾小管及分肾功能的检查。

　　⚙ 肾小球功能检查常有:血尿素氮、肌酐、血清胱抑素 C 测定,肾小球滤过率计算及放射性核素肾图等。

　　⚙ 肾小管功能检查:通过检查尿钠、糖、氨基酸、N- 乙酰 -β- 氨基葡萄糖苷酶(NAG)等了解近端肾小管功能;通过浓缩和稀释试验了解远端肾小管功能。

　　⚙ 分肾功能检查包括:静脉肾盂造影、放射性核素肾图等。

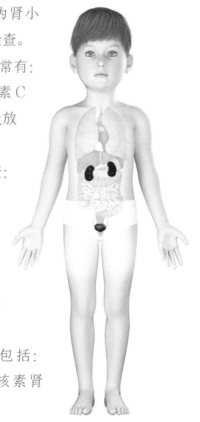

## 不同年龄儿童血肌酐的
## 正常值范围是多少?

血肌酐是反映肾小球滤过功能的常用指标,由于身高、肌肉发育等因素影响,不同年龄儿童血肌酐值不同。正常儿童血肌酐参考值为:<2 岁为 35~40μmol/L;2~8 岁 为 40~60μmol/L;9~18 岁 为 50~80μmol/L。

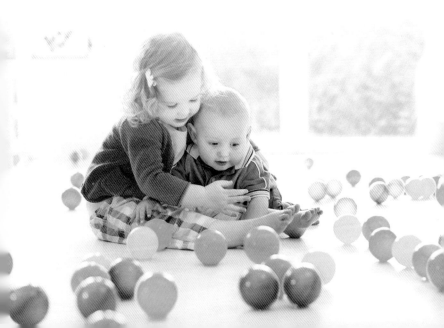

## 什么是血尿?

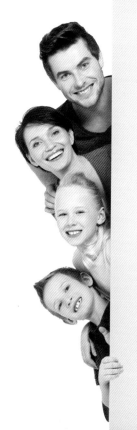

血尿是指尿中红细胞排出超出正常范围。每个高倍显微镜视野下,尿液红细胞超过3个以上,称为镜下血尿,当有大量红细胞,即1L尿有1ml血时,尿可呈浓茶色、洗肉水样、酱油色等,称为肉眼血尿。血尿是一常见临床症状,见于泌尿系统及全身出血性疾病,如:肾炎、肾病、感染、结石、肿瘤、自身免疫性血小板减少性紫癜、血友病等。发现血尿应立即到肾脏专科进一步检查,如:血生化检查、尿红细胞形态学检查、泌尿系B超检查,部分儿童需进行肾活检检查,以明确血尿的部位和原因,指导制订治疗计划。

# 尿常规检查
## 潜血阳性是血尿吗?

　　尿潜血(隐血)阳性不一定是血尿。当尿中存在游离血红蛋白、肌红蛋白和过氧化物酶等物质时可呈现潜血阳性。约有 1.8%~5.8% 健康人尿分析会潜血阳性,尿潜血与镜检往往不一致,因此血尿的诊断必须要在尿液沉渣显微镜检查观察到红细胞超过正常范围且红细胞来源于泌尿系统方能确定。

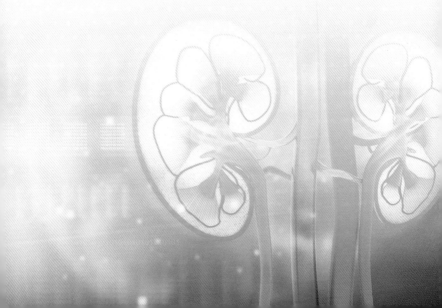

# 尿常规检查
# 潜血阳性是泌尿系感染吗？

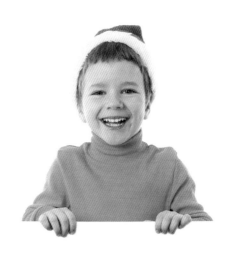

　　泌尿系感染要根据泌尿系感染的临床表现、尿中白细胞超过正常范围、清洁尿培养菌落计数超过正常等诊断。泌尿系感染时因尿道黏膜损伤可以出现尿潜血阳性，但潜血阳性未必意味着泌尿道感染。

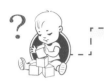

# 血尿的常见病因有哪些?

血尿的常见病因有:

肾脏疾病:

🌼 各种原发性肾小球疾病(急/慢性肾小球肾炎、病毒性肾炎、遗传性肾炎、IgA 肾病等)。

🌼 感染:肾盂肾炎、肾结核。

🌼 畸形:肾血管畸形、先天性多囊肾、肾盂积水等。

🌼 肾血管病变:左肾静脉受压综合征、肾静脉血栓。

🌼 肿瘤、肾挫伤、肾毒性药物引起肾损害等。

尿路疾病:膀胱炎、尿道炎、泌尿系结石、肿瘤、异物等。

全身性疾病：

🌼 出血性疾病，如弥散性血管内凝血、血小板减少性紫癜、血友病等。

🌼 心血管性疾病，如充血性心力衰竭、感染性心内膜炎。

🌼 感染性疾病，如猩红热、伤寒、肝炎等。

🌼 结缔组织疾病，如结节性多动脉炎、系统性红斑狼疮等。

🌼 维生素 K 缺乏症。

🌼 食物过敏性因素等。

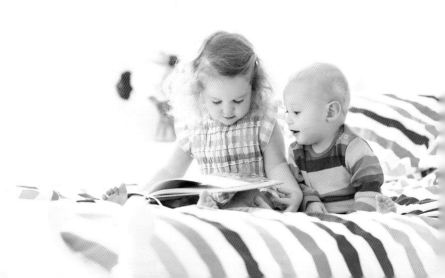

# 尿中带血丝
## 可能是什么问题?

尿中带血丝多为尿道黏膜的出血。伴尿频、尿急、尿痛时需考虑泌尿系感染;伴腰痛时需考虑泌尿系结石;伴肾区肿块时应考虑肾肿瘤;伴有外伤史应考虑泌尿系外伤。均需进一步完善尿分析、中段尿培养、泌尿系B超等检查进一步明确血尿原因。

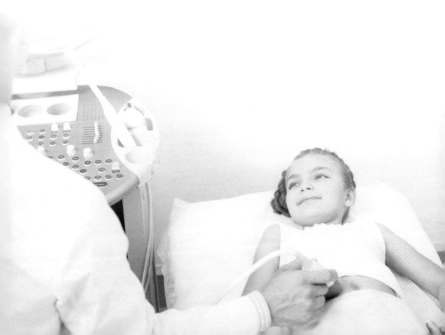

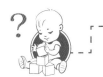

## 什么是蛋白尿?

　　蛋白尿可能是严重肾脏疾病的一种主要表现,也可能仅仅是儿童出现的一种正常的一过性现象。蛋白尿标准为尿蛋白>150mg/24h 或 >100mg/($m^2$·d)。

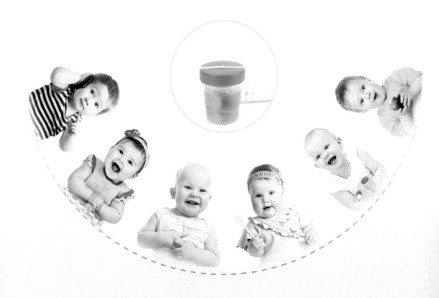

## 尿常规哪些指标
## 不正常提示泌尿系感染?

如果清洁尿离心沉渣中白细胞≥5 个 /HP,即可怀疑泌尿系感染。红细胞也可增高。肾盂肾炎患儿有中等蛋白尿、白细胞管型尿及晨尿比重和渗透压减低即可提示泌尿系感染。

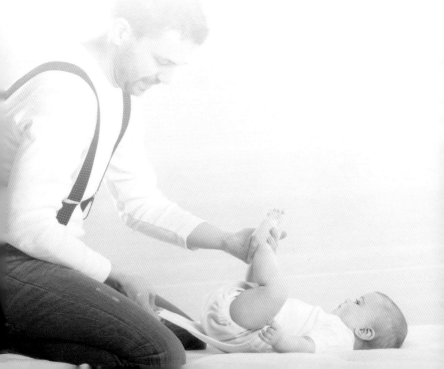

# 体检发现
## 尿蛋白阳性怎么办?

当体检发现尿蛋白阳性时可检查尿蛋白 / 肌酐比值进行半定量测定,如尿蛋白 / 肌酐≥0.2则需进一步进行24小时尿蛋白定量,当尿蛋白定量结果示 >150mg/24h 或 >4mg/(m²·h)时则可确诊为蛋白尿。一旦确诊为蛋白尿需要到肾脏专科门诊就诊并进一步排查蛋白尿的原因。

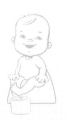

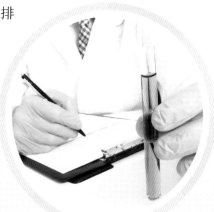

## 出现蛋白尿的
## 常见原因有哪些?

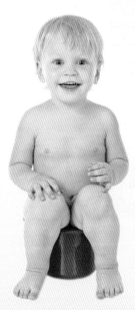

蛋白尿可分为生理性和病理性两种。在高热、剧烈运动和冷水浴后可表现为一过性轻度蛋白尿,也称为功能性蛋白尿;在直立体位时出现蛋白尿,卧位时消失,称为体位性蛋白尿。以上两种均可无肾脏疾病症状与体征,为一过性蛋白尿,也称为生理性蛋白尿。而当患有原发性或继发性肾小球疾病、肾小管疾病时产生的蛋白尿为病理性蛋白尿,常为持续性蛋白尿。

### 如何留取 24 小时尿蛋白定量的尿液标本？正常值是多少？

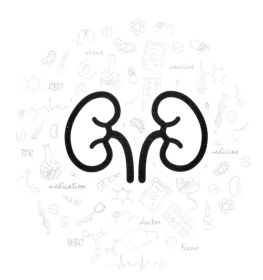

24 小时尿蛋白定量留取尿标本的方法：晨起弃去晨尿，从第二次小便开始留取尿液（记录开始留尿时间），每升尿液加入甲醛 5ml，次晨同一时间不论有无尿意均应排尿记入，将 24 小时尿液收集在同一容器内，送检标本前将尿液混匀，取 10ml 左右尿液送检，并记录 24 小时总尿量。

## 尿红细胞
## 形态检查的目的是什么？

一般来源于肾小球的血尿，其红细胞形态多样，而非肾小球源性血尿其红细胞形态均一。尿红细胞形态检查是利用显微镜观察尿中红细胞形态，用以鉴别血尿是来自肾小球的还是非来自肾小球的。

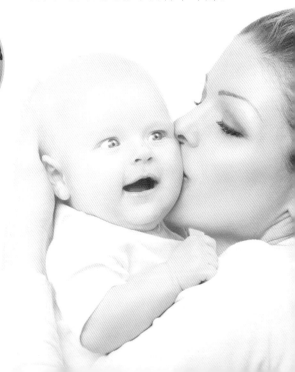

## 尿中有沙粒样沉淀物
## 是什么问题？

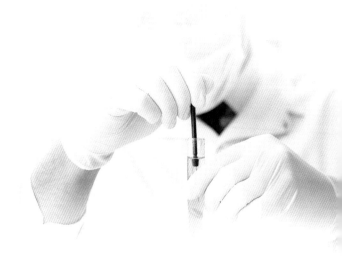

在寒冷季节时尿液标本静置后可见沙粒样沉淀物，是由于尿中盐的成分析出所致。当有泌尿系感染，细胞成分过多，有细胞管型、蛋白时亦可出现尿色浑浊及沉淀物析出。当尿中常有沙粒样沉淀物时需注意饮水、饮食结构，预防尿路结石的形成。

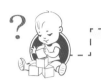

## 尿中白细胞增多的
## 常见病因是什么？

新鲜尿液离心尿沉渣镜检每高倍镜下白细胞超过 5 个,则为异常白细胞增高。白细胞明显升高常为泌尿系感染如肾盂肾炎、肾结核、膀胱炎或尿道炎等。

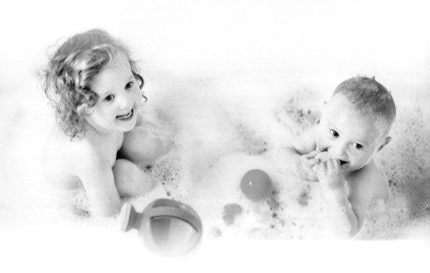

## 什么是泌尿系感染?

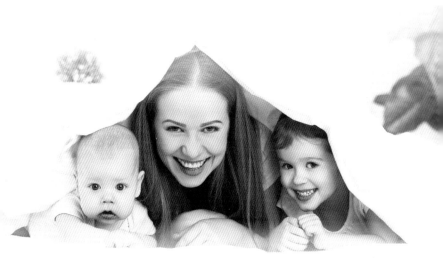

　　泌尿系感染也称尿路感染,是由细菌直接侵入尿路而引起的炎症。感染可累及上、下尿路,儿童因定位困难统称为尿路感染。临床上分为急性及慢性两种,前者起病急,症状较典型,易于诊断,但婴幼儿时期,症状可不典型,有时诊断有困难。慢性及反复感染者,可导致肾脏瘢痕形成和肾功能损害。

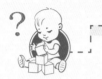

## 你知道泌尿系感染的
## 常见症状和病因吗？

泌尿系感染症状因年龄及感染累及部位而异,年长儿与成人相似,年龄越小全身症状越明显。

🌼 新生儿期:以全身症状为主,如发热、吃奶差、苍白、呕吐、腹泻、腹胀等。

🌼 婴幼儿:仍以全身症状为主,如发热、轻咳、反复腹泻,排尿时哭闹或有顽固性尿布疹应想到本病。

🌼 儿童期:尿频、尿急、尿痛等尿路刺激症状,上尿路感染时全身症状明显,表现为发热、寒战、全身不适,可伴腰痛及肾区叩击痛。

泌尿系感染 80%~90% 由肠道杆菌致病,最常见的是大肠埃希氏菌,其次为变形杆菌、克雷伯杆菌及副大肠埃希氏菌。

## 怎样在门诊留取尿培养标本？

　　清洗外阴后，在儿童排尿时用接尿容器留取中段尿送检，小婴儿可用消毒塑料袋固定在外阴部留尿，但如 30 分钟未留到尿液需再次消毒外阴。

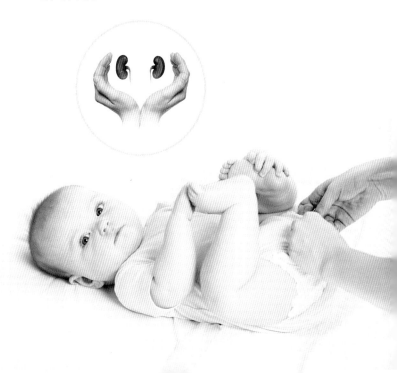

# 儿童得了肾脏病，
# 常需要做哪些检查？

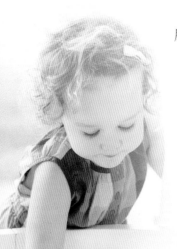

🌼 尿液检查:尿常规、尿红细胞形态、尿培养、24小时尿蛋白定量、尿微量蛋白。

🌼 肾功能检查:血尿素氮、血肌酐、血清胱抑素 C、血 $\beta_2$ 微球蛋白等。

🌼 核素检查:肾动态显像、肾静态显像。

🌼 泌尿系影像学检查:肾脏超声检查,腹部 X 线片,静脉肾盂造影,逆行尿路造影,肾动脉造影,肾脏 CT 扫描、磁共振成像。

🌼 肾组织活检病理检查。

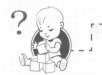

# 什么是急性肾炎？

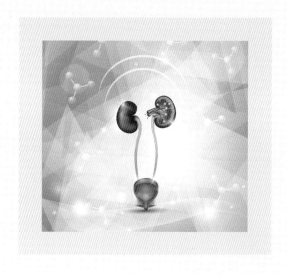

急性肾小球肾炎常简称急性肾炎，临床表现为急性起病，以血尿、高血压、水肿并常伴有少尿、肾小球滤过率减低为特点，亦常称之为急性肾炎综合征。儿童病例大多数发生在急性链球菌感染后，又称急性链球菌感染后肾小球肾炎。

# 急性肾炎的常见症状是什么？

急性肾炎主要表现为水肿、少尿、血尿、高血压和不同程度的蛋白尿,部分儿童可有肾功能下降,病情严重者可并发急性肾衰竭、急性循环充血、高血压脑病等症状。

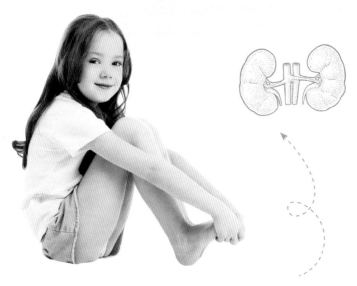

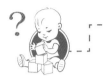

# 什么是肾病综合征？

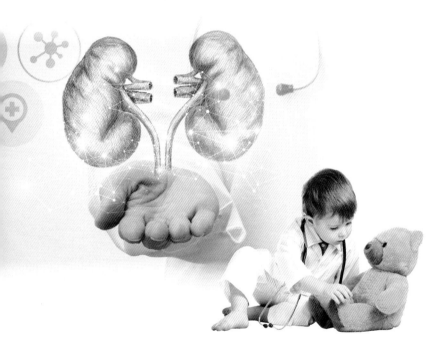

　　肾病综合征是由于肾小球滤过膜对血浆蛋白通透性增高、大量血浆蛋白自尿中丢失，导致一系列病理生理改变的一种临床综合征。以大量蛋白尿、低白蛋白血症、高脂血症和水肿为主要临床特点。

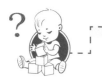

# 引起儿童肾性高血压的
## 病因有哪些?

原发性高血压在小儿少见,继发性高血压较多,其中肾性高血压占小儿继发性高血压的绝大部分,其常见病因包括:

❀ 肾实质性高血压:急性链球菌感染后肾炎,溶血尿毒综合征,紫癜性肾炎,狼疮性肾炎,膜增殖性肾炎,肾病综合征,急、慢性肾功能不全,泌尿系感染所致反流性肾病,肾发育不全,肾肿瘤,肾移植后。

❀ 肾血管性高血压:肾动脉狭窄。

# 高血压有哪些危害?

长期高血压会对身体各器官造成危害。主要有:

⚙ **心脏**:长期高血压可引起左心室肥厚和扩张,导致高血压心脏病。常合并冠状动脉粥样硬化和微血管病变,最终可导致心力衰竭或严重心律失常,甚至猝死。

⚙ **脑**:长期高血压使脑血管发生缺血与变性,形成微动脉瘤,易发生脑出血,高血压促使脑动脉粥样硬化,粥样斑块破裂可并发脑血栓形成,脑小动脉闭塞性病变,引起针尖样小范围梗死病灶,称为腔隙性脑梗死。

⚙ **肾脏**:长期持续高血压使肾小球囊内压力升高,肾脏纤维化及肾动脉硬化,进一步导致肾实质缺血和肾单位不断减少,慢性肾脏衰竭是长期高血压的严重后果之一。恶性高血压时,入球小动脉及小叶间动脉发生增殖性内膜炎及纤维素样坏死,可在短期内出现肾衰竭。

✿ **视网膜**:视网膜小动脉早期发生痉挛,随病程进展出现改变,血压急骤升高可引起视网膜渗出和出血。

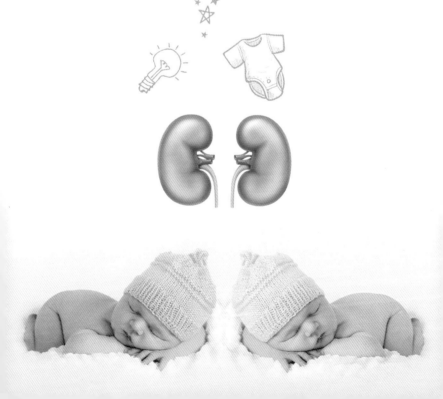

## 常用降血压的药物有哪些?

目前可供临床医师选择的抗高血压药物很多,根据作用机制不同,主要分为两大类。一类是利尿药,它们是通过排钠利尿、减轻容量负荷达到降压作用的。另一类是作用于血管的药,它们是通过扩张血管和／或降低血管阻力来降压的,包括钙通道阻滞剂、血管紧张素转换酶抑制剂、血管紧张素受体拮抗剂、β受体拮抗剂、α受体拮抗剂、α及β受体拮抗剂、中枢性抗高血压药、抗血管收缩药、周围血管扩张药等。一些新型降压药,也逐渐应用于临床。如何选择适合的降压药,需要在医师指导下,根据儿童的原发疾病、高血压程度结合实验室检查来决定。服药后需要经常测量血压,观察疗效,必要时需要几种药联用才能达到理想的降压效果。

# 出现什么情况时
## 考虑为慢性肾脏病?

不论何种原因,只要患儿存在以下两种情况之一,就考虑慢性肾脏病:

 肾脏损伤(结构或功能异常)≥3 个月有或无肾小球滤过率(GFR)下降,可表现为下面任何一条:①病理学检查异常;②肾损伤的指标,包括血、尿成分异常或影像学检查异常。

 肾小球滤过率(GFR)<60ml/(min·1.73m²)持续大于等于 3 个月,有或无肾脏损伤证据。

# 小儿慢性肾脏病的
## 病因有哪些?

小儿慢性肾脏病的病因主要与围产期疾病、发育、遗传有关,大致包括:

✿ 围产期疾病引起肾脏缺血、缺氧、栓塞等致慢性肾脏病。

✿ 家族遗传性肾脏病。

✿ 肾发育异常及不全。

✿ 泌尿系梗阻或反流性疾病。

✿ 反复泌尿系感染致肾瘢痕形成。

✿ 急性肾炎或肾病综合征迁延发展而来。

✿ 全身性疾病累及肾脏。

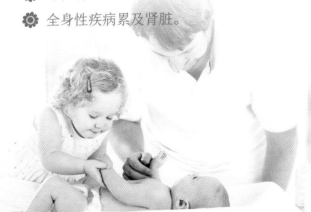

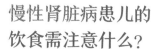

## 慢性肾脏病患儿的饮食需注意什么？

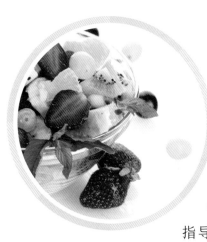

慢性肾脏病患儿往往存在营养不良和生长发育落后,他们的饮食既要满足一般的营养需求,以维持和追赶生长,同时又要针对每个儿童的具体情况,个体化对待。这就要求在专科医师指导下评估好现有的营养状态,结合肾损害的程度、治疗模式、药物副作用、实验室检查结果及患儿所处的生活环境等制订适合的饮食计划。热量摄入要充分,限制蛋白摄入要适当,要既能保证生长发育的需要,又不加重尿毒症。对有水肿、高血压、循环血容量过多的儿童,要限制盐及水的摄入。低磷饮食有利于预防继发性甲状旁腺功能亢进,同时需要补充适当的维生素和微量元素。

# 肾病患儿
# 能注射疫苗吗?

　　大部分肾病患儿可以注射疫苗,但是要注意使用激素治疗的患儿可能存在免疫抑制,每天服用 20mg 以上泼尼松龙≥2 周的患儿不能接种减毒活疫苗,可接种灭活的疫苗或死疫苗。活疫苗可在患儿停用激素 6 周后接种。如果必要,可在隔天应用 0.5mg/kg 以下剂量的泼尼松龙时接种减毒活疫苗。

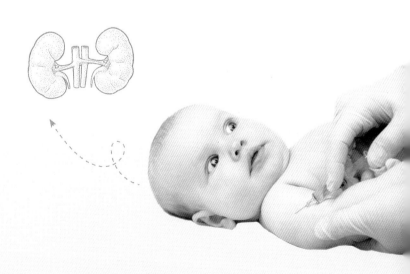

## 肾病患儿能运动及上学吗?

　　除高度水肿并发感染者外,肾病患儿一般不需绝对卧床;病情缓解后活动量逐渐增加,缓解 3~6 个月后可逐渐恢复正常饮食起居但不宜劳累。在病情稳定期可以上学,但应避免剧烈运动和交叉感染。

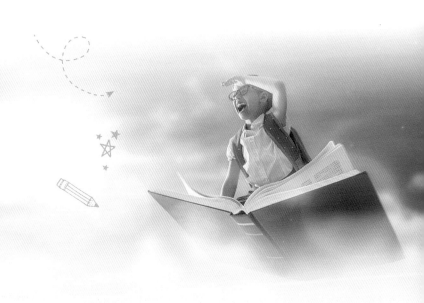

# 什么是"胡桃夹"现象？

　　胡桃夹现象又称左肾静脉受压综合征,正常人的左肾静脉走行在主动脉和肠系膜上动脉之间,如果这两个血管的夹角过小,左肾静脉在主动脉与肠系膜上动脉之间受到挤压、变窄、淤血,导致血尿和／或蛋白尿、腹痛等症状的临床现象。

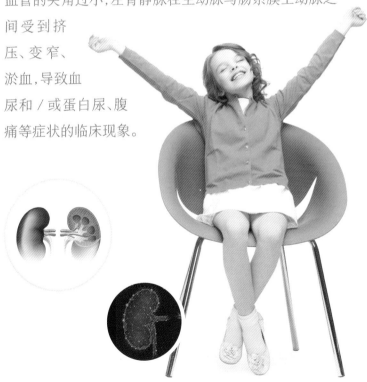

肾脏疾病会遗传吗？

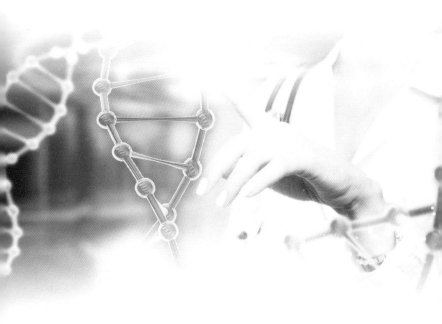

　　部分肾脏疾病会遗传，如先天性和家族性肾病综合征、Alport 综合征、薄基底膜肾病、甲髌综合征等。

# 儿童尿酸高怎么办?

尿酸是嘌呤代谢终末产物,血清尿酸水平升高可能是尿酸生成过多和／或肾脏排出减少所致。随着生活水平的提高,近年来高尿酸血症的发病率也在增高。临床医师常将高尿酸血症分为原发性和继发性两类。原发性高尿酸血症由先天性嘌呤代谢紊乱和／或尿酸排泄减少引起。继发性高尿酸血症与高嘌呤饮食摄入过多、肿瘤、药物、肾功能下降等有关。当发现儿童尿酸增高时首先应该在医师指导下查找高尿酸血症的原因,治疗原发病,避免吃动物内脏等高嘌呤饮食,密切观察血尿酸变化,必要时给予药物治疗。

# 儿童排尿功能异常
## 有什么表现?

　　排尿功能异常的儿童,病因不同,表现也不同,可表现为排尿次数增加或排尿次数减少、尿失禁、漏尿、尿急、尿床、排尿犹豫、排尿用力、排尿时间延长、不能完全排空、间断性尿流等。

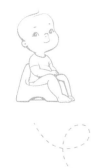

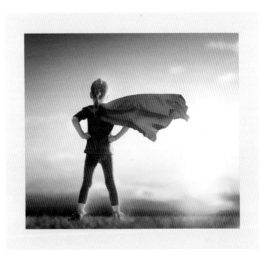

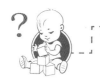

# 尿频、尿急、尿痛的<br>常见原因是什么？

尿频、尿急、尿痛是膀胱、尿路受刺激后出现的症状，又叫尿路刺激症状。常见原因有：

🌼 感染或非感染炎性刺激，这是尿路刺激症状最常见的原因。

🌼 膀胱容量减少。

🌼 膀胱神经调节功能失调。

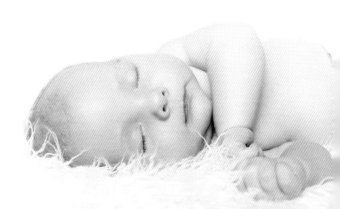

什么是
# 肾发育不良、泌尿系畸形?

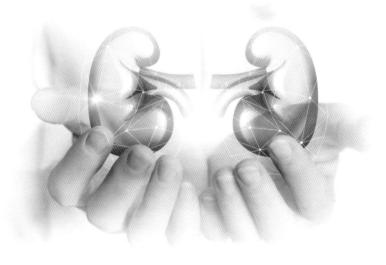

肾发育不良是指组织学上具有胚胎结构的分化不良,如囊肿、异常的肾小管、未分化的间充质或非肾成分的软骨等。本病无家族倾向、无性别差异,多为单侧发病。如果整个肾发育不良,以囊肿占优势,则称为多房性肾囊性变。泌尿系畸形是指肾脏先天性形态、结构异常。

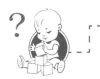

# 肾结石的原因是什么?
## 治疗方法有哪些?

　　肾结石的原因是综合性的,不同成分和不同部位结石的形成原因不尽相同。有些与外界环境有关,有些则与患儿内在因素有关。重要因素有:营养不良、维生素 A 缺乏、地理环境、饮食习惯、遗传倾向、代谢改变和尿路局部改变等。

　　肾结石治疗的主要目的是解除痛苦、保护肾功能,尽可能去除结石并防止其复发。治疗时要从两方面考虑,一是对引起肾结石的原发病进行治疗,如治疗代谢紊乱、控制感染、纠正饮食习惯等;另一方面是治疗肾结石的并发症,即治疗梗阻和感染。预防方法最有效的是大量饮水,稀释尿液,可延缓肾结石生长及肾结石再发,有感染时大量饮水,多排尿,可促进引流。

# 什么是高钙尿症？

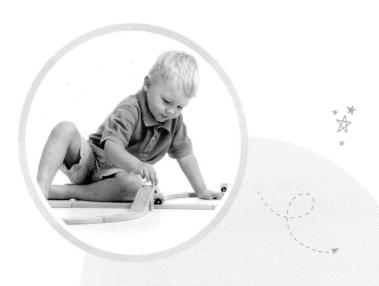

　　高钙尿症是指尿中钙排出超过了正常范围。患儿因尿中钙排出增多，钙盐所形成的结晶划伤尿道黏膜，常引起镜下血尿、尿频，并易引发尿路感染。

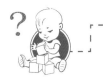

# 患有高钙尿症
# 应该怎样调整饮食?

　　患高钙尿症的儿童应多饮水、勤排尿,维持较高尿流量。食物清淡少盐,少吃含草酸较多的饮食,如果汁、巧克力等。适当控制饮食中钙的摄取量,避免摄入过多的蛋白质和钙质,但又不低于正常儿童生长需要量,一般儿童应保持饮食钙在 400mg/d。适当吃富含维生素 A 的食物,如胡萝卜、肝脏等,可维持尿道黏膜健康,也有助于避免结石复发。

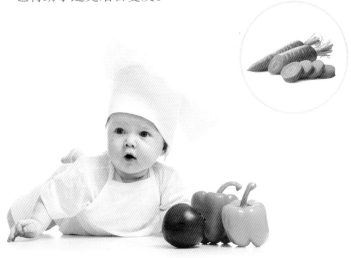

# 儿童为什么会尿床？

儿童尿床的原因很多,随着神经发育成熟,一般儿童在 3 岁时就可以在有尿时从睡梦中醒来。5 岁后仍然每周至少有 1 次尿床,称为遗尿症,应引起家长重视。目前主要认为遗尿是儿童精神生理发育延迟的表现。睡眠觉醒障碍、夜间"加压素"分泌不足、膀胱容量及功能异常都可导致儿童夜间遗尿,部分儿童还同时伴有日间排尿行为的异常。某些泌尿系、内分泌、神经心理疾病等也可引起遗尿症状。另外,遗尿可能是一些器质性疾病的表现之一,故应该早期复查。尿床还与遗传因素和精神因素、卫生习惯、环境因素等有关。

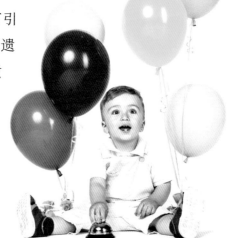

# 遗尿可能带来哪些危害？

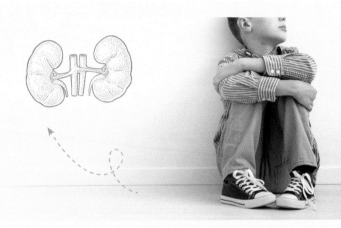

　　如果儿童 5 岁之后还频频出现尿床现象,往往会给家长和孩子带来很多烦恼,严重影响生活质量。久而久之会影响儿童的身体健康,还会对儿童的心理造成影响。导致儿童缺乏自信心、交往能力差、内向孤僻、胆小恐惧、好发脾气、注意力不集中、好动或不能久坐,甚至影响大脑神经系统功能及其发育,影响儿童的读书学习及身体发育。

# 治疗遗尿症有哪些方法?

目前治疗遗尿症的方法主要包括基础治疗、一线治疗和其他治疗等。基础治疗指调整作息习惯、建立奖励机制,养成良好的排尿、排便习惯,认真记录排尿日记等。一线治疗指去氨加压素治疗、遗尿报警器治疗、去氨加压素联合遗尿报警器治疗。其他治疗指抗胆碱药物治疗、三环类抗抑郁药治疗、中医药治疗、膀胱功能训练等。在选择不同治疗方法时,需结合患儿年龄、症状的严重程度、患儿及家长的意愿以及排尿日记等信息综合考虑。

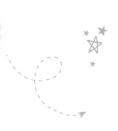

# 尿床的儿童
# 在生活中应该注意什么？

🌼 调整饮食:白天保证液体摄入,晚饭宜早,宜清淡,少吃流质,临睡前不要喝水,不要吃含水分多的食物,以减少夜里膀胱的贮尿量。

🌼 建立合理的生活制度:使儿童的生活、饮食起居有规律。应避免儿童过度疲劳及精神紧张。

🌼 睡前不宜过分兴奋。

🌼 睡前排干净小便:要养成儿童每天睡前把小便彻底排干净的习惯,以使膀胱里的尿液排空。有条件的家庭,应尽可能在临睡之前给儿童洗澡,使其能舒适入睡,这样可减少尿床。

🌼 及时更换尿湿的被褥衣裤:保证儿童睡觉的被褥干净、暖和,尿湿之后,应及时更换,在潮湿的被褥里睡觉,会使儿童更易尿床。

## 治疗遗尿症家长
## 应该注意什么？

遗尿可使患儿害羞、焦虑、恐惧及畏缩。如果家长不顾及患儿的自尊心，采用打骂、威胁、惩罚的手段，会使患儿更加委屈和忧郁，加重心理负担，症状不但不会减轻，反而会加重。对待遗尿症的患儿，应在安慰及鼓励的情况下进行治疗，这一点是治疗成败的先决条件。

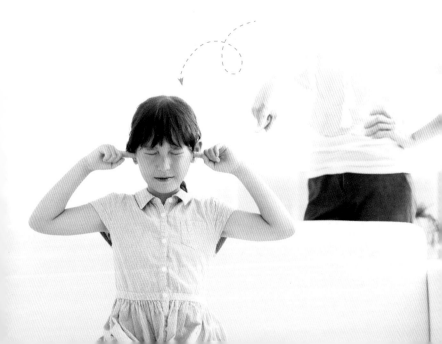

## 急性肾小球肾炎的
## 常见病因是什么?

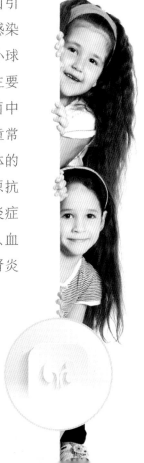

急性肾小球肾炎是由多种病因引起的免疫性疾病。分为急性链球菌感染后肾小球肾炎和非链球菌感染后肾小球肾炎。我们常说的急性肾小球肾炎主要是指前者。它与A族溶血性链球菌中的致肾炎菌株感染有关。起病前儿童常常先有呼吸道或皮肤感染症状,机体的免疫系统在感染后被激活,形成抗原抗体免疫复合物引起肾小球毛细血管炎症病变,感染后2~3周出现水肿、少尿、血尿、高血压、氮质血症等急性肾小球肾炎症状。

# 急性肾炎的
## 严重并发症有哪些?

急性肾炎的严重并发症主要有急性循环充血状态、高血压脑病和急性肾衰竭。

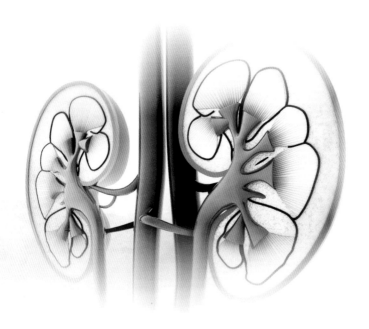

# 急性肾炎患儿急性期生活上应该注意什么？

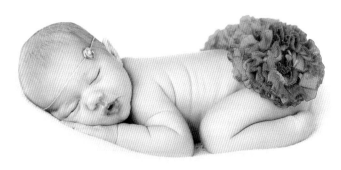

急性肾炎患儿急性期需卧床休息以减少并发症的发生,当儿童肉眼血尿消失、血压恢复正常、水肿消退后就可以下床活动,并逐渐增加室内活动量。如果活动后尿改变加重则需再次卧床,3个月内宜避免剧烈体力活动。急性期因有水肿、少尿、高血压等症状,此时应低盐甚至无盐饮食。当尿量增加、血压恢复正常,水肿消退后可改为低盐饮食或普食。急性期如果出现尿量显著减少、明显水肿时,因蛋白代谢产物不易排出体外,还应注意低蛋白饮食和限制液体入量。饮食以碳水化合物、脂肪为主。

## 急性肾炎的治疗原则是什么？

小儿急性肾小球肾炎具有自限性，其治疗原则以休息及对症治疗为主，同时积极防治并发症，保护肾功能，以及防止各种加重肾脏病变的因素，促进肾组织学及功能恢复。

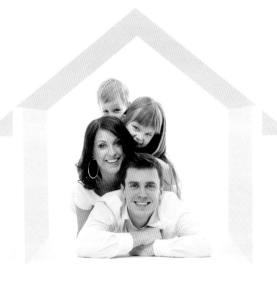

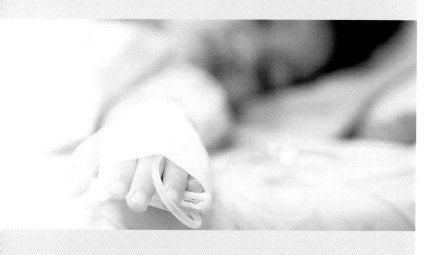

PART 3

# 住院健康教育指导

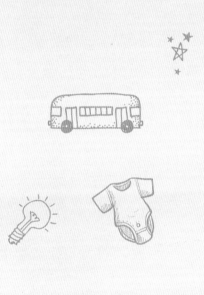

# 急性肾炎会发展成慢性吗？

急性肾炎是儿童常见的肾脏疾病,以水肿、少尿、血尿、蛋白尿、高血压等为主要表现,通过积极治疗,预后良好。95% 左右的儿童临床症状在 4~8 周内恢复,镜下血尿可持续 3~6 个月,大多在 1 年内恢复正常。2%~5% 的儿童可因病理损伤重或出现严重并发症,或有生命危险,或病程迁延而发展成慢性肾小球肾炎。

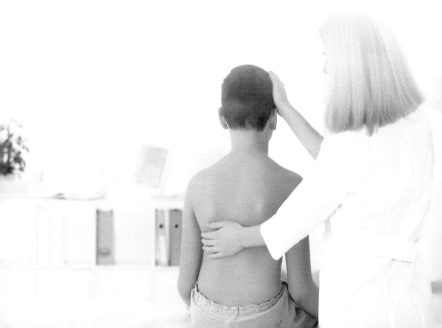

## 慢性肾炎的治疗原则是什么？

目前尚缺乏确实有效的特异性治疗。治疗原则主要是要保护肾脏,防止或延缓肾功能的恶化,改善临床症状,避免和防治诱发恶化的因素,防治并发症。对明确病因者则应采取相应治疗。

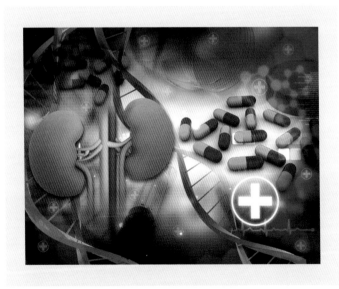

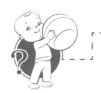

# 肾病综合征的病因有哪些?

　　肾病综合征是由于各种原因导致肾小球滤过膜损害,血浆蛋白通透性增高,大量血浆蛋白自尿中丢失,从而导致一系列病理生理改变的一种临床综合征。临床有三种类型:原发性、继发性和先天性。原发性肾病综合征约占小儿时期肾病综合征总数的90%。继发性肾病综合征具有明确病因,如感染、全身系统性疾病或已有明确的肾小球疾病等。先天性肾病综合征是指出生后 3 个月内起病的肾病综合征。

## 肾病综合征
## 为什么要用免疫抑制剂？

　　肾病综合征的发病机制目前尚不明确，非微小病变型常见免疫球蛋白和／或补体成分肾内沉积，局部免疫过程可损伤正常滤过膜屏障而发生蛋白尿，微小病变型可能与细胞免疫失调有关，所以在肾病综合征频繁复发，糖皮质激素依赖、耐药或出现严重副作用者可使用免疫抑制剂。

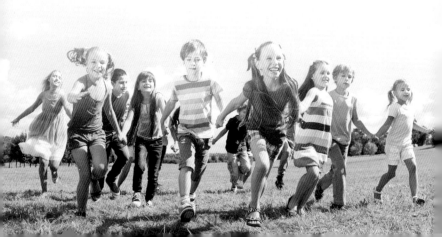

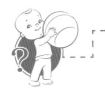

# 儿童肾病综合征
# 有哪些特点？

🌼 小儿时期肾病综合征以原发性肾病综合征为主。

🌼 小儿肾病综合征的突出特点是高度水肿，患儿四肢、颜面、躯干均可有水肿，特别是组织疏松的部位更明显，如眼睑、男孩的阴囊。

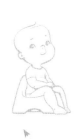

🌼 由于长期从尿中丢失大量蛋白质，可出现蛋白质营养不良表现，毛发干枯黄萎、毛囊角化、皮肤干燥、指(趾)甲出现白色横纹，发育迟缓、贫血并易感染。

🌼 病程中常有反复或复发，严重影响患儿生长发育。

## 如何预防肾病综合征并发症？

🌼 防感染:避免到人流量大、空气混浊的公共场所,注意个人清洁卫生、预防感染。

🌼 避免血栓及栓塞的形成:对长期卧床的患儿应鼓励其双腿活动,避免容量不足、血液浓缩,尽量避免股静脉穿刺取血。

🌼 预防电解质紊乱及低血压:避免长期忌盐,避免食用不含钠的食盐代用品,避免过多使用利尿剂,预防感染、腹泻及呕吐。

🌼 规则服用激素避免突然停撤药物,以免发生肾上腺危象,出现低血压、休克、低钠或低钾血症、低血糖等。

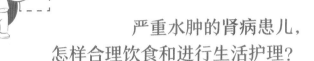

## 严重水肿的肾病患儿，
## 怎样合理饮食和进行生活护理？

   ✿  饮食上低盐、适当限水。卧床休息，定时翻身，并经常按摩受压部位，以促进局部血液循环。翻身时避免拖、拉、拽等动作，防止皮肤擦伤。

   ✿  男性患儿阴囊水肿明显时，可用布袋托起，并注意保持局部清洁卫生。

   ✿  定期为患儿修剪指甲，防止抓伤皮肤，引起感染。

   ✿  定期为患儿洗浴，保持皮肤清洁。操作时动作宜轻柔，以免损伤皮肤。

   ✿  患儿衣服宜柔软宽松，污染后及时更换。床铺要保持清洁干燥、平整无褶。

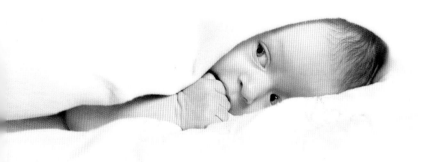

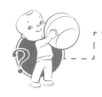

# 儿童肾病综合征的治疗原则有哪些?

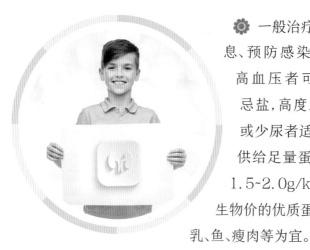

🌼 一般治疗:注意休息、预防感染。水肿、高血压者可短期内忌盐,高度水肿和 / 或少尿者适当限水。供给足量蛋白,每天 1.5~2.0g/kg,以高生物价的优质蛋白如蛋、乳、鱼、瘦肉等为宜。

🌼 水肿、高血压者需使用利尿剂。

🌼 糖皮质激素为儿童肾病综合征的基础用药。

🌼 难治性肾病综合征及严重病理类型应选择使用适当的免疫抑制剂。

🌼 其他药物治疗可采用如抗凝剂、左旋咪唑、血管紧张素转换酶抑制剂。

🌼 根据辨证施治的原则进行中医药治疗。

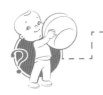

# 什么是肾病缓解?

❀ **完全缓解**:2 周内至少连续 3 次检测,结果满足下列 3 项中任 1 项:①试纸条法尿蛋白阴性;②尿蛋白定量 <4mg/(m²·h);③随机或晨尿尿蛋白 / 肌酐(mg/mg) <0.2。

❀ **部分缓解**:尿蛋白未转阴,但临床症状明显改善,尿蛋白减少 50% 以上和 / 或尿蛋白 / 肌酐(mg/mg) <0.2 和 / 或水肿消失和 / 或血白蛋白 >25g/L。

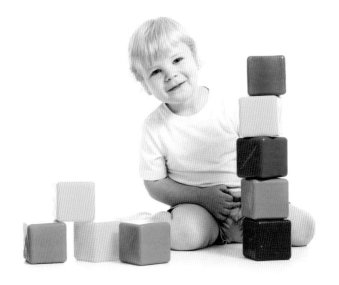

# 根据激素治疗的效应，肾病综合征如何分类？

以泼尼松足量 2mg/(kg·d) 或 60mg/(m²·d) 治疗，4 周内尿蛋白转阴则为激素敏感。泼尼松足量治疗 >4 周尿蛋白仍呈阳性者，为激素耐药。激素依赖是指患儿对激素治疗敏感，但连续 2 次减量或停药 2 周内复发。

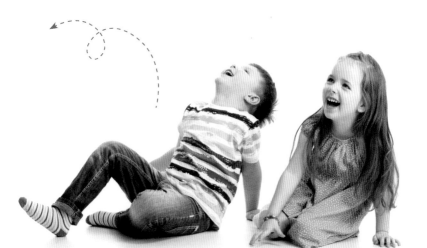

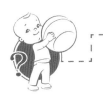

# 什么是肾病综合征的复发?

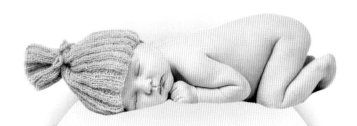

复发是指2周内连续3次,晨尿蛋白由阴性转为┼┼┼或┼┼┼┼,或24小时尿蛋白定量≥50mg/kg或尿蛋白／肌酐(mg/mg)≥2.0。

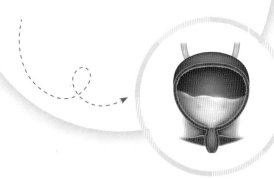

## 长期服用激素治疗的患儿
## 为什么不能骤停激素？

　　长期应用激素类药物,症状基本控制时,若减量太大或骤然停药,原来症状可很快出现或加重,此种现象称为反跳现象。同时会诱发肾上腺皮质功能不全,出现头晕、恶心、呕吐、低血压、低血糖或发生低血糖昏迷。

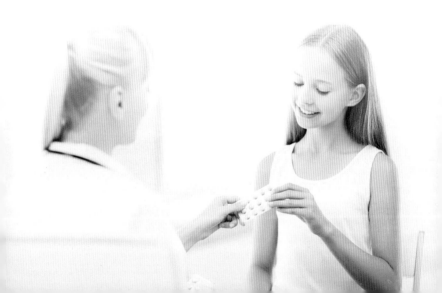

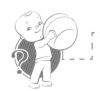

## 应用激素的副作用有哪些？
## 怎样预防？

**长期使用大剂量激素的副作用有：**

❁ 生长抑制、骨质疏松、库欣综合征(表现为向心型肥胖、满月面容、多毛、无力、低血钾、水肿、高血压、糖尿病)。这些症状可以不做特殊治疗,停药后一般会自行逐渐消退,数月或较长时间后可恢复正常。治疗期间需补充维生素 D 及钙剂,定期行骨 X 线片或骨密度检查,防治骨质疏松。

❁ 诱发或加重感染:皮质激素有抗炎作用,但不具有抗菌作用,使机体的抗病能力下降,利于细菌生长、繁殖和扩散。在用药过程中应注意病情的变化及是否有诱发感染现象,同时给予抗感染治疗。

✿ 诱发或加重消化性溃疡：糖皮质激素除妨碍组织修复、延缓组织愈合外，还可使胃酸及胃蛋白酶分泌增多，又能减少胃黏液分泌，降低胃黏膜的抵抗力，可诱发或加重胃、十二指肠溃疡出血，甚至造成消化道穿孔。

✿ 高血糖、电解质紊乱、肌无力等代谢紊乱：期间需定期检测血糖、电解质，预防代谢紊乱。

✿ 神经症状：可发生激动、失眠，个别患儿可诱发精神病，癫痫患儿可诱发癫痫发作。故有精神病倾向患儿、精神病患儿及癫痫者应禁用。

✿ 肾上腺皮质萎缩或功能不全：长期应用该类药物，由于体内糖皮质激素水平长期高于正常，可引起负反馈作用，影响下丘脑及垂体前叶分泌促肾上腺皮质激素，使内源性糖皮质激素分泌减少或导致肾上腺皮质激素功能不全。一旦遇到应激时，如出血、感染，则可出现头晕、恶心、呕吐、低血压、低血糖或发生低血糖昏迷。

✿ 心血管系统并发症：长期应用糖皮质激素，由于可导致钠、水潴留和血脂升高，诱发高血压和动脉粥样硬化。

✿ 白内障和青光眼：糖皮质激素能诱发白内障，全身或局部给药均可发生。白内障的产生可能与糖皮质激素抑制晶状体上皮 $Na^+$-$K^+$ 泵功能，导致晶体纤维积水和蛋白质凝集有关。糖皮质激素还能使眼内压升高,诱发青光眼或使青光眼恶化,眼内压升高的原因可能是由于糖皮质激素使眼前房角小梁网结构的胶原束肿胀,阻碍房水流通所致。

✿ 反跳现象及停药症状:长期应用激素类药物,症状控制时,若减量太多或突然停药,原来症状可很快出现或加重。处理措施为恢复激素用量,待症状控制后再缓慢减量。

在激素使用过程中,应积极控制感染,监测血糖、血压,定期测眼压、骨密度以预防激素副作用的发生。

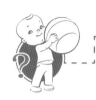

# 小儿肾病综合征什么情况下可认为治愈？

肾病综合征经治疗,达到完全缓解后,停止治疗 3 年以上无复发者,可认定为临床治愈。

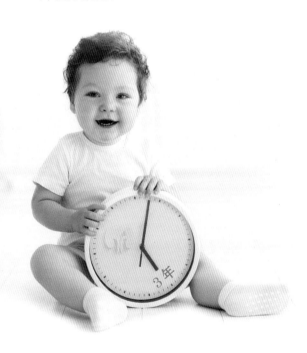

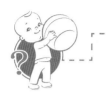

# 小儿肾病综合征用药时
## 的注意事项有哪些?

✿ 肾病综合征的治疗必须在医师指导下,用药须坚持连贯的、系统的治疗,不能随意停用或减增药量,尤其是激素及细胞毒性药物。

✿ 不能隐瞒就诊史,不能不在医师指导下,自行联合使用不同医师开具的药物,如加用免疫抑制剂或自行服用中草药治疗,以免产生不良反应,如药效下降、副作用增加,进一步损伤肾脏。

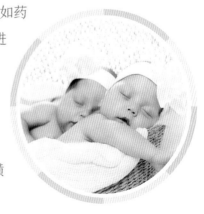

✿ 肾病综合征患儿应避免或减少使用有肾脏损伤的药物,如丁胺卡那霉素、磺胺等药物。

# 肾病综合征复发的诱因有哪些?
# 如何减少复发机会?

半数以上的原发性肾病综合征患儿在治疗过程中可出现 1 次或 1 次以上复发,其中部分可表现为频复发或激素依赖。

复发的主要原因

🌼 治疗用药不规范、疗程不足:肾病的治疗周期较长,易使患儿和家长信心不足,加之一些家长对激素副作用的恐惧,即自行减药或在减药过程中不遵从医嘱,减药过快。

🌼 抵抗力下降,并发感染:患儿血液中的蛋白大量从尿液中流失,其中包括免疫球蛋白、补体等,同时体内白细胞功能下降,锌等微量元素丢失,从而削弱了机体对外界致病因子的抵抗能力。另外,由于糖皮质激素、细胞毒性药物等免疫抑制剂的作用,更加剧了免疫功能低下。因此肾病综合征患儿常发生感染,从而导致疾病复发。

🌼 饮食不当:过度进食高蛋白、高盐、高脂肪食物。

✿ 劳累、情绪状况不佳。

预防措施

✿ 避免感染：注意个人清洁卫生，居住地应保持通风、透气，避免到空气流通不畅的公共场所，避免与其他感染患儿接触。

✿ 规范使用激素：指导和教育家长和患儿正确认识激素治疗的必要性，认识激素副作用可防可控，树立治疗信心，提高规范使用激素的依从性，积极预防激素所致的副作用。

✿ 合理管理：合理而规律的膳食可保护及改善肾功能，是肾病综合征治疗的重要措施之一，要根据患儿病情制订切实可行的饮食计划。严格控制钠盐的摄入，防止引起水钠潴留，加重肾损害。

✿ 合理休息和起居：患儿在水肿消退后可下床活动，对于水肿严重且合并感染的患儿，应卧床休息。病情恢复时可逐渐增加活动量。

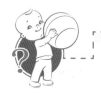

## 什么是难治性肾病？

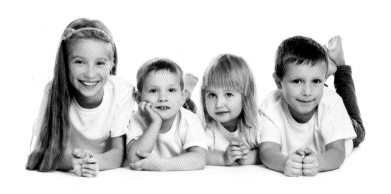

肾病综合征经足量规则的激素治疗，表现为激素耐药、激素依赖和频繁复发(即6个月内复发2次或1年内复发3次)者，称为难治性肾病。

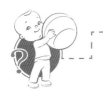

# 什么是 IgA 肾病?

　　IgA 肾病是最常见的一种原发性肾小球疾病,病理表现为肾小球系膜区以 IgA 或 IgA 沉积为主,伴或不伴其他免疫球蛋白在肾小球系膜区沉积。其典型临床表现为呼吸道感染后 1~3 天出现肉眼血尿或镜下血尿,呈反复性,部分患儿可有大量蛋白尿、低蛋白血症、凹陷性水肿等肾病表现,部分患儿还可以出现少尿、高血压、肾功能不全等急性肾炎综合征表现。其确诊必须靠肾活检。根据患儿临床表现及病理分级予以不同治疗方案,持续蛋白尿伴高血压、肾功能损害者预后欠佳,可进入终末期肾病。

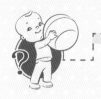

## 什么是肾穿刺？
## 儿童肾穿刺有危险吗？

肾穿刺是肾穿刺活检肾组织病理检查的俗称，临床上通常在 B 超引导下，用细针穿刺抽取少量肾组织进行病理检查的方法。肾组织活检病理检查是诊断肾脏疾病的金标准，可有助于明确肾脏疾病的诊断、根据病理损伤的类型和程度指导临床制订合适的治疗方案，也可为疾病预后判定提供重要的依据。

肾活检有严格的禁忌证和适应证，临床医师会根据患儿病情决定是否需要做肾活检。肾活检术是一个有创性操作，其最常见的并发症有:①出现血尿或原有血尿加重;②穿刺部位感染;③穿刺部位出血;④肾周血肿;⑤肾动静脉瘘;⑥误伤周围组织器官等。随着定位技术的发展和术前的认真准备,严重并发症的发生概率小,相对还是安全的,肾活检并不影响患儿的肾脏长期预后。

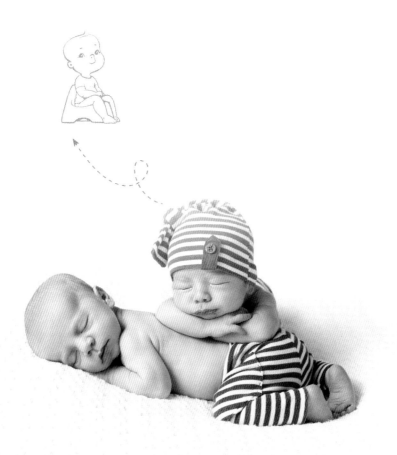

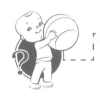

## 哪些情况需要做
## 肾穿刺病理检查?

| 临床诊断 | 穿刺适应证 |
| --- | --- |
| **原发性肾脏病** | |
| 急性肾炎综合征 | 按急性肾炎治疗 2~3 个月病情不见好转<br>肾功能急剧变坏,可疑急进性肾炎时 |
| 肾病综合征 | |
| 单纯型 | 激素耐药、激素依赖或频繁复发者 |
| 肾炎型 | 可先试用激素治疗或先穿刺,根据病理类型有区别地进行治疗 |
| 无症状血尿 | 肾小球源性血尿,临床病因诊断不清 |

| 临床诊断 | 穿刺适应证 |
|---|---|
| 无症状蛋白尿 | 持续不明原因蛋白尿 |
| 血尿伴蛋白尿 | 诊断不清,原则上应进行肾活检 |
| 继发性或遗传性肾脏病 | 有赖肾活检确诊或可指导治疗及判断预后 |
| 急性肾衰竭 | 临床及实验室检查无法确定病因时,应及时穿刺 |
| 移植性病变 | 肾功能明显减退,病因不明<br>移植肾可疑有原肾脏病复发 |

## 肾穿刺术后如何护理宝宝?

✿ 当患儿做完肾穿刺检查后,嘱家属看护患儿平卧,沙袋压迫伤口 6 小时,期间每 30 分钟测量一次血压、一次脉搏,4 小时后血压平稳可停止测量。若患儿血压波动大或偏低应测至平稳,并给予对症处理。平卧 24 小时后,若病情平稳、无肉眼血尿,可稍许活动。若患儿出现肉眼血尿,应延长卧床时间至肉眼血尿消失或减轻才可以,必要时给静脉输入止血药或输血。

✿ 鼓励患儿饮水,以尽快排出少量凝血块。同时留取尿标本 3 次常规送检。卧床期间,患儿要安静休息,减少躯体的移动,避免引起伤口出血,同时要观察患儿伤口有无渗血。

✿ 密切注意患儿生命体征的变化,询问有无不适主诉,发现异常及时处理。

### 什么是紫癜性肾炎？
### 如何治疗？

紫癜性肾炎是指过敏性紫癜引起的肾脏损害，即在过敏性紫癜病程6个月内，出现血尿和／或蛋白尿。紫癜性肾炎的发生率为20%~100%，男性患儿多于女性。如果蛋白丢失过多，可出现肾病综合征的表现，如果血尿、蛋白尿长期持续存在，亦可伴有肾功能减退。紫癜性肾炎临床表现与病理表现并不平行，必要时行肾活检，以便指导治疗。

治疗：紫癜肾炎急期应注意休息。根据患儿的临床尿蛋白量及病理类型分级，酌情使用血管紧张素转化酶抑制剂、血管紧张素受体拮抗剂和激素及免疫抑制剂。对重症紫癜肾炎尤其是呈急进性肾炎或肾炎型肾病综合征者目前主张采用皮质激素，免疫抑制药及抗凝、抗血小板聚集药的综合治疗。有急性肾衰竭者还可采用血浆置换及透析治疗。

# 狼疮性肾炎是什么？
# 如何治疗？

系统性红斑狼疮(SLE)是累及多个器官的自身免疫性疾病。狼疮性肾炎(LN)是系统性红斑狼疮肾脏受损的表现。SLE患儿LN的发生率为30%~80%。肾脏受累及进行性肾功能损害是SLE主要死亡原因之一。当SLE患儿有下述任一项肾受累表现者即可诊断为LN：①尿蛋白检查满足以下任一项者：1周内3次尿蛋白定性检查阳性；或24小时尿蛋白定量>150mg；或1周内3次尿微量白蛋白高于正常值。②离心尿每高倍镜视野RBC>5个。③肾功能异常(包括肾小球和/或肾小管功能)。④肾活检异常。儿童肾脏受累的表现差异很大，可从尿液分析轻微异常到严重的肾功能不全需要肾替代治疗。肾脏受累的临床表现有蛋白尿、红细胞尿、白细胞尿、管型尿及肾小球滤过功能下降和肾小管功能减退。近年来，儿童狼疮性肾炎已建立了有效的治疗手段，患儿的预后有明显改善。狼疮性肾炎的治疗基于临床表现、实验室和肾活检资料制订治疗方案，主要包括以下三个方面：①药物治疗：糖皮质激素及细胞毒药物，如口服泼尼松及甲泼尼龙冲击治疗，环磷酰胺、环孢素 A 及霉酚酸酯等。②血液净化治疗：效果欠佳或病情较重，可考虑免疫吸附、血浆置换疗法；伴有急性严重肾功能不全、严重高血容量、心力衰竭时应紧急透析，使其度过危险期，为药物治疗创造条件和争得时间。终末期狼疮性肾炎按慢性肾衰竭处理。③一般治疗：包括休息、饮食、利尿、降血压、抗凝和防治各种并发症等。

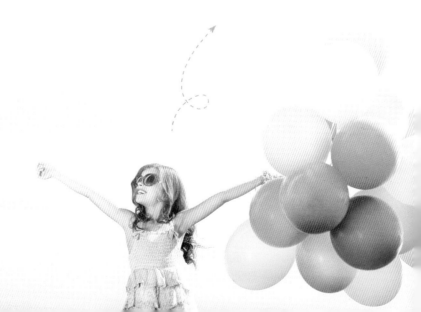

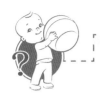

# 家族遗传性肾脏疾病
## 有哪些?

家族遗传性肾脏疾病指由于生殖细胞或受精卵的遗传物质在结构上或功能上病变从而使发育中的个体患有的肾脏疾病。病变可累及肾单位各部而导致肾小球疾病、肾小管功能不良、肾实质结构异常。主要包括:①遗传性肾囊肿性疾病,如常染色体显性遗传型多囊肾病;②遗传性肾小球疾病,如家族性及先天性肾病综合征、Alport 综合征、薄基底膜病、家族性局灶节段性肾小球硬化、家族性 IgA 肾病等;③遗传性肾小管疾病,如家族性抗维生素 D 佝偻病、Bartter 综合征、Liddle 综合征等;④遗传代谢性疾病,如胱氨酸肾病等。

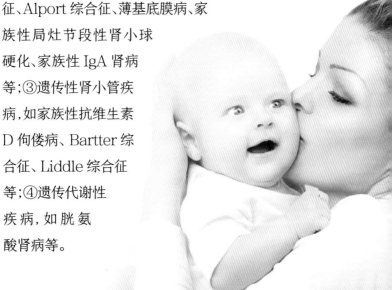

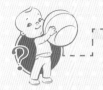

## 什么是肾衰竭？

肾衰竭是肾脏功能部分或全部丧失，导致代谢产物堆积，水电解质及酸碱平衡失调，可呈全身多系统症状的一种病理状态。按其发作急缓分为急性和慢性两种。急性肾衰竭多为少尿型，其病程可分为少尿期、多尿期、恢复期，病程一般4~6周。非少尿性急性肾衰竭尿量无减少，预后相对良好。急性肾衰竭经过积极治疗常常是可逆的或可痊愈的。慢性肾衰竭是由各种病因所致的慢性持久的肾功能减退，常呈不可逆的终末期肾病变，预后差。诊断为慢性肾衰竭的患儿应采取措施明确诊断，逆转任何可能的肾衰竭，延缓肾脏恶化的进展速度，预防、治疗终末期肾病本身及因透析或肾移植导致的并发症。

# 肾衰竭的并发症有哪些?

**急性肾衰竭的并发症**

✿ 高血压及高血压脑病:除肾缺血时神经、体液因素作用促使收缩血管的活性物质分泌增多外,水过多引起容量负荷过多也可加重高血压,甚至出现高血压脑病。

✿ 心力衰竭、肺水肿、脑水肿:是少尿期常见的死亡原因。它主要由体液潴留引起,但高血压、严重感染、心律失常和酸中毒等均为影响因素。

✿ 心律失常:主要因为高钾血症引起窦房结暂停、窦性静止、窦室传导阻滞、不同程度房室传导阻滞和束支传导阻滞、室性心动过速、心室颤动。

✿ 代谢性酸中毒:主要因酸性代谢产物排出减少,肾小管泌酸能力和保存碳酸氢钠能力下降所致。严重酸中毒可降低心室颤动阈值,出现异位心律,是急性肾衰竭的严重病况。

✿ 电解质紊乱:表现为"三高三低",即高钾、高磷、高镁,低钙、低钠、低氯。

慢性肾衰竭的并发症

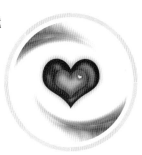

🌼 **心血管系统**:高血压、心功能不全、动脉粥样硬化等。

🌼 **营养不良**:患儿食物摄入不足、代谢与内分泌紊乱、伴发感染性疾病、透析治疗、饮食结构不合理等因素可导致营养不良。

🌼 **水电解质紊乱**:患儿可有水钠潴留、低钠血症、高钾或低钾血症、高磷血症、高钙血症等。

🌼 **甲状旁腺功能亢进**。

🌼 **肾性骨病**:由于继发性甲状旁腺功能亢进症及骨化三醇对成骨细胞的增殖作用等原因所致,不仅会导致生长迟缓,还会发生骨骼畸形。

🌼 **贫血**:由多种原因所致,如铁剂及叶酸的缺乏、红细胞寿命的缩短等,但肾脏促红细胞生成素生成障碍是其中最重要的原因。

🌼 **生长发育落后**:因营养不良、尿毒症、贫血、生长激素抵抗等所致,表现为身高增长速度降低、青春期延迟和生长加速降低。

🌼 **心肌病**:由高血压、水钠负荷过重导致心肌损害,高钙血症、高磷血症等导致心肌钙化等所致。

# 什么是尿毒症？

慢性肾衰的终末期即为人们常说的尿毒症。尿毒症不是一个独立的疾病，而是各种晚期的肾脏病共有的临床综合征，是慢性肾衰竭进入终末阶段时出现的一系列临床表现所组成的综合征。主要表现为：

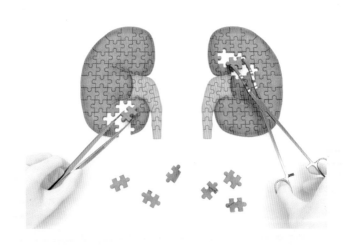

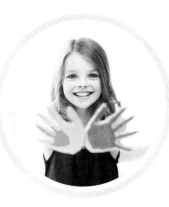

🌼 代谢性酸中毒和水、电解质平衡紊乱。

🌼 蛋白质、糖类、脂肪和维生素的代谢紊乱。

🌼 心血管系统病变：心力衰竭，心律失常和心肌受损、血管钙化和动脉粥样硬化。

🌼 血液系统病变：贫血和出血倾向。

🌼 肾性骨营养不良（即肾性骨病）：常见，包括纤维囊性骨炎、骨生成不良、骨软化症（低周转性骨病）及骨质疏松症。

🌼 神经肌肉系统症状：失眠、注意力不集中、记忆力减退、反应淡漠、谵妄、惊厥、幻觉、昏迷、精神异常等。周围神经病变也很常见，感觉神经障碍更为显著。可有神经肌肉兴奋性增加，如肌肉震颤、痉挛、不宁腿综合征等。

🌼 胃肠道症状：食欲缺乏或消化不良，是尿毒症患儿消化系统的最早症状，病情加重时可出现厌食、恶心、呕吐或腹泻。消化道出血也较常见。患儿需行维持性血液透析或腹膜透析治疗。

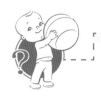

## 什么是透析？

也称血透，通俗的说法也称之为人工肾、洗肾，是血液净化技术的一种：把患儿的血液引出体外并通过一种净化装置净化后回输体内，达到治疗疾病的目的。其原理是利用半透膜，通过扩散、对流，把体内各种有害以及多余的代谢废物和过多的电解质移出体外，达到净化血液、纠正水电解质及酸碱平衡的目的。血液透析有助于急性肾衰、急进性肾炎、某些药物中毒等患儿安全度过无尿期，防止急性循环充血和肺水肿；对可逆性的急性肾衰竭，可为原发病的治疗创造条件和争取时间；对慢性肾衰竭，可维持生命。当然，广义的透析还包括腹膜透析。

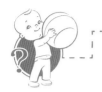

# 什么时候需要透析?

　　🌼 持续少尿或无尿,保守治疗无效。

　　🌼 出现尿毒症症状,如恶心、呕吐、出血倾向及神经、精神症状。尤其是神经精神症状。

　　🌼 严重水钠潴留或有充血性心力衰竭、肺水肿和脑水肿。

　　🌼 血肌酐≥620μmol/L 或血尿素氮≥35.7mmol/L;或血尿素氮每天上升量≥9mmol/L,血清钾每天上升量 >1.0mmol/L。

　　🌼 难以纠正的酸中毒。

　　🌼 血钾 >6.5mmol/L。

　　🌼 急性中毒:对分子量相对小、水溶性、蛋白结合率低、危及生命的毒物或药物中毒,或血药浓度已达致死量者。

　　🌼 代谢紊乱:高钙血症、高尿酸血症、代谢性碱中毒、乳酸酸中毒、高渗性昏迷等。

　　🌼 慢性肾衰竭患儿不管尿量是否下降,出现以下情况应透析:

◎ 肾小球滤过率(GFR) <15ml/(min·1.73m$^2$)。

◎ 肾小球滤过率(GFR) ≥15ml/(min·1.73m$^2$)，但出现以下并发症也应开始透析(透析前确定患儿对饮食及药物治疗无效):顽固性的细胞外液超负荷、高钾血症、代谢性酸中毒、高磷血症、高钙血症及低钙血症、贫血、神经系统异常、不能解释的日常生活障碍或生活质量下降、胸膜炎或心包炎、消化系统症状、体重下降或营养不良、高血压。

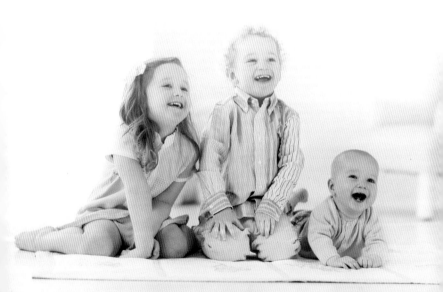

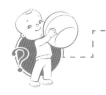

# 透析有几种方式呢?

　　透析方式主要有两种:血液透析和腹膜透析,但一般所说透析主要指血液透析。血液透析是在手臂建立动静脉内瘘管或静脉置管,通过机器来清除体内毒素,需要在医院由医师护士做,每周 2~4 次。腹膜透析,在腹部左侧或右侧留置引流导管,将腹膜透析液灌入腹腔停留,通过透析液更换,以清除体内毒素,纠正水电解质平衡紊乱。两者各有所长,腹膜透析较血液透析容易建立通道,不需复杂的仪器设备,操作方便,血液动力变化小,对中分子物质的清除高于血液透析,但小分子物质清除率仅为血液透析的 1/5,在危重肾衰竭、药物毒物中毒治疗疗效上不如血液透析迅速、安全、可靠。腹膜透析易发生腹膜感染、蛋白质及氨基酸的丢失。因此两者是相互依赖、相互补充的治疗方法。

# 慢性维持性透析患儿的营养方面要注意什么?

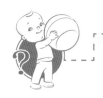

营养不良是慢性维持性透析患儿常见的并发症,可以引起肾组织形态的改变、排盐排酸浓缩功能受损,肾血浆流量、肾小球滤过率及免疫功能的降低,生长发育迟缓,智力障碍,与患儿生存率密切相关。其发生与食物摄入不足、代谢与内分泌紊乱、伴发感染性疾病、透析治疗、饮食结构不合理等因素相关。应制订个体化方案,推荐营养充足、搭配合理、生物利用度好的食物。避免高磷食物。

⚙ 透析患儿热量: 婴儿 98~108kcal/kg,幼儿 102kcal/kg, 儿童 70~90kcal/kg, 青少年 40~55kcal/kg。蛋白质的摄入:婴儿 2.3~3.0g/kg,

幼儿 1.9~2.0g/kg,儿童 1.7~2.0g/kg,青少年 1.4~
1.8g/kg。

    ❀ 钠的摄入:一般无限制,如果存在水肿,则
1~3mmol/kg。

    ❀ 钾的摄入:一般无限制,除非肾小球滤过率小
于正常的 10%。

    ❀ 钙的摄入:没有高钙血症,且钙磷乘积不超过
70 时,建议婴儿为 400~600mg/d,幼儿为 800mg/d,
儿童为 800mg/d,青少年为 1 200mg/d。

    ❀ 磷的摄入:婴儿如果血清磷水平升高则用低含
量配方奶;其他年龄儿童限制高磷含量食物,建议幼儿
摄入量为 600~800mg/d,儿童为 600~800mg/d,青
少年为 600~800mg/d。

    ❀ 维生素的摄入

    ◎ 婴儿:1ml 多种维生素滴剂;1mg 叶酸和维生
素 D 代谢物(大多数病例)。

    ◎ 幼儿:如果需要则予以多种维生素,1mg 叶酸
和维生素 D 代谢物。

    ◎ 儿童:如果需要,含 1mg 叶酸的复合维生素 B,
10mg 维生素 $B_6$,60mg 维生素 C,10mg 泛酸,1.0mg
维生素 $B_1$,1.2mg 核黄素,3μg 维生素 $B_{12}$,300μg 维

生素 H,15mg 烟酸;活性维生素 D。

◎ 青少年:如果需要,含 1mg 叶酸的复合维生素 B,10mg 维生素 $B_6$,60mg 维生素 C,10mg 泛酸,1.5mg 维生素 $B_1$,1.7mg 核黄素,6μg 维生素 $B_{12}$,300μg 维生素 H,20mg 烟酸;活性维生素 D。

⚙ 微量元素的摄入:

◎ 婴儿:如果需要则补充锌或铜。通常需要铁和重组促红细胞生成素。

◎ 幼儿:如果需要则补充锌或铜。通常需要铁和重组促红细胞生成素。

◎ 儿童:如果需要则补充锌或铜。通常需要铁和重组促红细胞生成素。

◎ 青少年:如果需要则补充锌或铜。通常需要铁和重组促红细胞生成素。

⚙ 液体的摄入:

◎ 婴儿:提供不显性失水 + 尿液丢失 + 超滤量(如果可能)。

◎ 幼儿:提供不显性失水 + 尿液丢失。

◎ 儿童:提供不显性失水 + 尿液丢失。

◎ 青少年:提供不显性失水 + 尿液丢失。

## 儿童能做肾移植吗?

肾移植作为儿童肾脏替代治疗的最终目标,能够改善患儿的生活质量,获取最佳的康复及生长发育。现阶段,儿童与成年人肾移植的短期与长期生存率已相差不大,公认肾移植为治疗儿童终末期肾病的最佳途径之一。在移植前,患儿必须提前接受临床评估,判断其在组织相容性和其他潜在的疾病状态下是否适合肾移植,如是否有一些移植后复发危险的疾病,是否有其他系统相关的疾病,检查血压及心血管的状态、组织相容性等,为了提高其远期疗效,必须注意移植后免疫抑制剂的个体化运用以达到最佳的免疫抑制效应,同时将副作用降到最小。

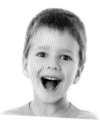

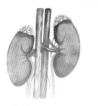

## 什么是肾小管性酸中毒？
## 能治愈吗？

　　肾小管性酸中毒（RTA）是由于近端肾小管重吸收碳酸氢盐或远端肾小管排泄、分泌氢离子功能缺陷所致的临床综合征。根据肾小管受损部位及其病理生理基础分为 4 型：Ⅰ 型为远端肾小管酸中毒，又称经典型肾小管酸中毒；Ⅱ 型为近端肾小管酸中毒；Ⅲ 型为 Ⅰ 型和 Ⅱ 型的混合，又称混合型；Ⅳ 型肾小管酸中毒是由于先天性或获得性醛固酮分泌不足或肾小管对醛固酮反应不敏感所引起的代谢性中毒和高钾血症。根据病因分为原发性和继发性。原发性属于常染色体隐性遗传疾病；继发性可由多种原因引起，继发于先天性遗传病、各种自身免疫性疾病、各种原因造成的钙磷代谢异常等。原发性肾小管性酸中毒首先应治疗原发性疾病。如果原发

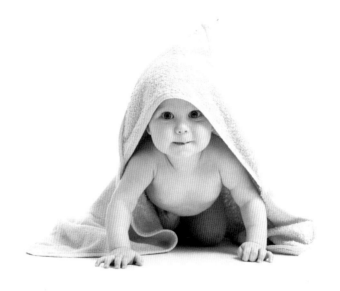

性疾病可得到治愈,肾小管性酸中毒也可随之治愈。对原发性疾病不能根治者,则采取对症治疗。原发性肾小管酸中毒多数病例需要长期治疗,甚至需终生治疗。应定期门诊随访测定血的 pH、碳酸氢盐浓度和尿钙排出量,谨慎调整药物剂量。其预后取决于早期诊断、合理治疗和长期坚持规律性治疗。若能早期合理治疗,可预防严重肾钙化和肾功能不全,预后较好。若中断治疗,代谢性酸中毒所致临床症状可复发,则导致肾功能不全或衰竭,预后不良。

## 中医治疗小儿肾脏病的作用有哪些?

中医认为,肾为先天之本,五脏六腑之根,主骨生髓通脑,是人体生长、发育、生殖的重要器官,同时也是脏腑发挥各种功能及生命活动之根本。

我国古代对小儿体质的分型主要是四种:纯阳说、少阳说、稚阴稚阳说、脏腑说等。所以,对于小儿肾脏疾病的治疗,可以中西医结合治疗。这样能取长补短。中医治疗从机体的整体出发,调节肾脏的阴阳平衡,能减轻西药的副作用,提高缓解率,并能增强患儿的免疫力,减少反复和复发。

在治疗小儿肾脏方面,中药也有一定的抑制肾病的病理改变的作用,如黄芪、大黄、丹参等的作用,但中药一定要在正确的辨证基础上应用才能有效。中医药抑制肾病病理的作用较弱,所以常采用中西医结合的方法治疗。此外,中医中药在纠正激素治疗的副作用、调节机体免疫力、肾病症状的辨证施治等方面均可发挥一定的作用。

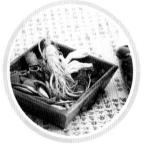

55检